皇汉医学精华书系

伤寒广要

[日]丹波元坚◎著

田思胜　王明亮　刘珊珊　边莉◎校注

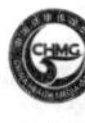

中国健康传媒集团
中国医药科技出版社

内 容 提 要

《伤寒广要》十二卷，由日本汉医学家丹波元坚于1825年所撰。全书收集我国历代一百五十余位医家有关伤寒的论述，以惬于经旨，切于实用为目的，以广经旨之要为目标，结合个人的心得体会予以发挥，精心编撰而成。本书适合中医临床、中医基础、中医文献研究工作者以及中医爱好者参考阅读，并可作为中医院校学生的辅助学习书目，具有较高的学习、研究价值。

图书在版编目（CIP）数据

伤寒广要 /（日）丹波元坚著；田思胜等校注．— 北京：中国医药科技出版社，2019.9

（皇汉医学精华书系）

ISBN 978-7-5214-1076-1

Ⅰ．①伤…　Ⅱ．①丹…②田…　Ⅲ．①伤寒（中医）—研究　Ⅳ．①R254.1

中国版本图书馆CIP数据核字（2019）第062730号

美术编辑　陈君杞

版式设计　也　在

出版　**中国健康传媒集团**｜中国医药科技出版社

地址　北京市海淀区文慧园北路甲22号

邮编　100082

电话　发行：010－62227427　邮购：010－62236938

网址　www.cmstp.com

规格　710×1000mm 1/16

印张　12 1/4

字数　177千字

版次　2019年9月第1版

印次　2023年6月第2次印刷

印刷　三河市万龙印装有限公司

经销　全国各地新华书店

书号　ISBN 978-7-5214-1076-1

定价　39.00元

获取新书信息、投稿、为图书纠错，请扫码联系我们。

丛书编委会

前　言

中医学博大精深，源远流长，不仅为中华民族的繁衍昌盛做出了巨大贡献，同时远播海外，对世界医学的发展影响极大。

中国与日本是一衣带水的邻邦，中医学对日本的影响尤其重大。早在秦朝中医药文化就已经传播到了日本，《后汉书》载徐福等上书言海中有三神山，于是秦始皇遣“福入海求仙”而达日本。相传徐福通医术，精采药和炼丹，被日本人尊为“司药神”。南北朝时期，吴人知聪携《明堂图》共一百六十四卷到日本，对日本汉方医学的发展产生了重要影响，之后出现了一些著名的医家和医著，形成了早期的汉方医学。隋唐时期，日本派往中国的遣隋使、遣唐使学习佛法、政治与文化，同时也把中国的中医药书籍如《四海类聚方》《诸病源候论》等带回了日本。日本大宝年间，天皇颁布“大宝令”，采纳唐制设置医事制度、医学教育、医官等，并将《针灸甲乙经》《脉经》《小品方》《集验方》《素问》《针经》《明堂》《脉诀》等列入医生学习必修书目，仿效中医。除此之外，还邀请中国高僧鉴真东渡日本，传律讲经，传授中医药知识和药材鉴别方法等。自此，日本朝野上下，重视中医，出现了许多以研究中医学而著称的学者。公元984年，日本医学界产生了一部极为重要的著作，即丹波康赖撰写的《医心方》，主要从我国中医经典医籍中摘要精华内容，经改编后用日文出版，成为中日医药交流一大成果，影响日本医学界近百年。金元时期，中国出现了金元四大家，形成了著名的学术流派，同样在日本也形成了三大流派。日本医家田代三喜留华12年，专攻李杲、丹溪之学，回国后成立了“丹溪学社”，奉丹溪翁为医中之圣，后传其学至弟子曲直濑道三，曲直濑道三以朱丹溪理论为核心，汇入个人经验形成独自的医学体系“后世派”。明代初期，《仲景全书》和宋版《伤寒论》在日本出版，引起了很大轰动，许多医家热衷研究和学习《伤寒论》，加之当时儒教盛行，国学复古思潮高涨，与此相应也出现了提倡医学应复归于古代中国医学根本的呼声。结合当时中国在中医研究方面注重《伤寒论》的情况，伊藤仁斋等认为《伤寒论》是医学的原点，主张复古，从张仲景《伤寒论》原点研究《伤寒论》，之后形成了以吉益东洞为代表的“古方派”。此时期，荷兰医学在日本开始盛行，采用汉方医学与荷兰医学折衷方法行医的医家逐渐增多，出现了《解体新书》等西洋医学与汉方医学结合的著作，形成了“折衷派”。

古方派重视中国古典医学著作如《黄帝内经》《神农本草经》《伤寒杂病论》，

其中尤为推崇张仲景所著的《伤寒论》与《金匮要略》，奉张仲景的著作为圭臬。主张医方亦应回归到医学的真正古典，亦即东汉时代《伤寒杂病论》为主的观点，树立以《伤寒论》为中心的医学体系作为目标，用《伤寒论》中的独自法则来解释《伤寒论》。认为《伤寒论》113方中的绝大多数方剂适合于临床应用，其治疗理论应当分型证治，由此奠定了汉方医学重视实证治疗并崇尚古典经方应用的基础。

正是在这种风气下，吉益东洞从《伤寒论》原点出发，针对《伤寒论》和《金匮要略》中的方药设计了一套特定处方对应特定证候的“方证相对”医疗方案，并重新整理拆解《伤寒论》和《金匮要略》。选用二书220首方剂，采取“以类聚方”，重新编排，集原书各篇中方剂应用、辨证立法条文列于该方之后，后附作者的考证及按语，解释原文中症状特点和方证内涵，编写了《类聚方》一书。同时，他对《伤寒论》《金匮要略》中常用54种药物进行研究，每品分考征、互考、辨流、品考四项，“指仲景之证，以征其用；辨诸氏之说，以明其误”，主张“万病一毒”，认为用药治病是以毒攻毒，进而撰成《药征》一书。

清代乾嘉时期朴学兴起，考据之风盛行。此风传入日本后，各地文运大兴，风靡日本儒医两界。江户儒家山本北山、大田锦城、龟田鹏斋等建立了日本考证学派。作为山本北山学生的丹波元简与其子丹波元胤、丹波元坚，亦深受儒家思想的熏陶。在儒家重现实、重人文传统的影响下，丹波元简父子重视清儒与医家著作的研究。他们兼通医儒，上承家学，旁通中国经史小学，秉承清儒的治学态度，借鉴清儒的治学方法，参考和引用中国历代医家的研究成果，客观真实，撰成如《伤寒论辑义》《金匮玉函要略辑义》《脉学辑要》《素问识》《灵枢识》《医賸》《救急选方》《伤寒论述义》《金匮玉函要略述义》等著作，集众家之长于一炉，驳误纠讹，分明泾渭，发前人所未发。又参稽相关的医籍文献，持之以医理，征之以事实，旁征博引，穷源竟委，廓清了一批聚讼纷纭的问题。其严谨文献考证学态度，深受中日两国学界好评。

《皇汉医学精华书系》选取吉益东洞、丹波元简父子、汤本求真等古方派医家中的精华医著，进行校注整理，付梓刊印，以期为广大读者呈现日本古方派医家研究以《伤寒论》为代表的医著精华。

由于水平有限，虽几经努力，但选书校注等定会存在不足之处，恳请读者不吝赐教，批评指正。

田思胜

2019年8月于山东中医药大学

校注说明

丹波元坚（1795~1857 年），字亦柔，日本著名的汉医学家，丹波元简之子。生于医学世家，早承家学，治学严谨，汉学造诣较深，医学水平高超，且对我国古典医籍的考证、注释较为详明，尤其对《伤寒论》颇有研究。著有《素问绍识》《伤寒论述义》《金匮玉函要略述义》《伤寒广要》《药治通义》《杂病广要》等书。

《伤寒广要》十二卷，是丹波元坚于 1825 年所撰。全书收集我国历代一百五十余位医家有关伤寒的论述，以惬于经旨，切于实用为目的，以广经旨之要为目标，结合个人的心得体会予以发挥，精心编撰而成，是《聿修堂医学丛书》之一。

该书客观参考前人注释，以文献考证学态度择其精当内容加以己见而成，深受中日两国学界好评。《皇汉医学丛书》于 1949 年排印收录本书。

本次点校以《聿修堂医学丛书》本为底本，参以《皇汉医学丛书》本和 1957 年人民卫生出版社本，在校注过程中我们作了以下调整。

1. 书为竖排繁体，现改为横排简体。异体字、古体字、通假字等均改为现行通用简化字，不出校。原本因竖排所用“右”字，现因改为横排，全改为“上”字，不出校。

2. 书目录与正文不一致处，互相补正，或据本书体例补正增删，出校。对底本中明显的错字，径改，不出校。

3. 对底本中明确是错讹、脱漏、衍文、倒置处，予以校正，并出校记。

4. 对底本与校本互异，若难以判断是非或两义皆通者，则不改原文，而出校记并存，或酌情表示有倾向性意见；若属一般性虚词而无损文义者，或底本无误而显系校本讹误者，一般不予处理。若底本与校本虽同，但原文却有误者，予以勘正，并出校说明理由；若怀疑有误而不能肯定者，不改原文，只在校注中说明。

5. 对一些“已”“己”不分、“日”“曰”混用的字，均予以校正，不出校记。

由于水平所限，不足之处在所难免，还望专家不吝指正。

校注者

2019 年 5 月

伤寒广要序

余弟亦柔，夙承箕业，与余同砚席，交师友，议论切劘，矻矻穷年，以研方术为念，顷著一书。谓余曰：伤寒之为病也，自古称以大病，谓为难治。南阳张子所以伤宗族之沦丧，慨时士之蒙昧，寻训以定经方也。苟志于医者，固当究之急务，孰不讲明其理乎？然退而思绎历代诸家治伤寒之法，似不甚通晓张子之意。先君子所编《辑义》，芟除轇轕，精义入神，经旨于是无复余蕴焉。弟更憾古人之为其说者，杂糅多歧，有使后学犹不得窥张子之门墙者。盖轩岐所叙，祇是热病，表阳里阴，以分六经，准日期拟汗下，言常而不及变，举纲而不及目，张子触类长之，以阴阳标寒热，以六经配表里虚实，常变兼该，细大不遗，立名约而析事明，使人易辨识，但总外感而名伤寒，先圣后圣，其揆一也。后人不察张子《内经》两途分镳之故，彼此傅会，强配其目，或不知伤寒为外感总谓，实求邪气，以立名类。若夫据当时流传之证，与自己试验之方，以为一家言。有强辨夺理，眩人心目，欲高驾于张子之上，以律千百世者。于是尔来医流，或尊一继祢之小宗，而置大宗乎不问。或自命太高，徒悬揣经文，不欲旁涉群典，以为会通，张子之微言奥义几熄矣。要之，宋以上则因循套习，金元以下，则务标新异。然至其深造自得之妙，则所谓治彼虽偏，治此则是者，未始不补张子万分之一，而有功于救生也。弟不顾谫劣，窃裒诸家之要，而成此编，以其广经旨，题曰《广要》。然岂敢谓列于作者之林，不过为自验学术之地，与备及门之寻检而已。余执而阅之，书凡十二卷，为篇凡十有四，其所采录，凡一百五十余家，诠次排类，原之经旨，自诊候平证，以至饮食将养之法，莫不赅载。其醇驳异同之际，精汰严收，去取有法，而不敢赞。辞于其间，意在于尊古也。亦柔为人，清修谨饬，不类余落落然。宜乎！择言之精，援证之确，至于斯矣。夫伤寒证有真假，而表里虚实，固无定局，治有权宜，而补泻温凉，又无常套，自非平素讲求，探其理致，则于见病知源之理，未必能有所领会焉。亦柔克踵先君子《辑义》之著，而为此举，其意微矣。余今更记亦柔之言，以为之序，谕后之读是书者云。

文政丁亥仲夏胞兄元胤绍翁识于苍雪山房之南轩

伤寒广要凡例

伤寒既有圣法，何须赘述。然经旨渊奥，非易领会。故成氏以来，世多注释，其变通之者，亦不遑枚举。后学欲窥仲景门墙，济斯民夭札者，舍此将何所适？唯中间不免舛驳，难得决择尔。先君子《辑义》之著，于详酌诸注，证明义理，无复余蕴，其旁及诸家方论，扩充经旨，而可增人意见者，并杂病以附于各章之后。惜稿本未缮，或有漏失，元坚陋劣，深患伤寒之难疗，而从前之多歧，仍不自揣，就晋唐以至明清之书，律之经旨，掇其精英，厘为十二卷。盖所引用，凡百五十余家，以录其广经旨之要，名曰《广要》。亦窃拟一部注书，然岂敢谓补《辑义》之遗，而列著述之林，不过以为自己考验学术之地，并备生徒寻究而已。

愚初编斯书，欲仿经文，析以六篇。然诸家论说，对待阴阳，不可专属者颇多，殊难割裂类排。因参互审勘，创意部分，颛便检阅，而未始不律之于仲景三阳三阴之旨。其为篇者，凡十有四，曰纲领，为证治大略。曰诊察，举脉色以至身体便溺，鉴别病情之法。曰辨证，系诸般见证，阴阳生死之辨。此篇与兼变诸证，间相出入。曰太阳病，曰少阳病，以膈热证附入，曰阳明病，曰太阴病，曰少阴病，曰厥阴病。以上六篇，每病更有剧易之差。治法亦有紧慢不同，各从为别。曰兼变诸证，病虽无外于六者，因其人宿恙触动，与医药误投，有所兼挟变坏，而条例不可径行者，录为三篇。此《类方》说，比之正病，反多可取。然其方药，颇有近于杂病之治者，今姑撮其十一。曰余证，病后之证，盖无所一定，今只拈其最多见者。曰别证，感冒当隶太阳，然是邪之更浮者，治方亦嫌溷于桂麻之例，故与大头病时毒，合为一类。曰妇儿，揭经水胎产等，证治殊于丈夫者，及婴儿处疗之略。妇儿方说，可通大方者，悉排各门。曰杂载，灸灼及饮食起居将养之法，并以为篇。

是书篇类，不能该备。如辨证兼变篇中，欠头痛、眩冒、懊侬、痞硬、咽痛、阴阳易之类是也。如吐法与汗下鼎峙，关系为巨，而系缺载之类是也。又有自为篇，而方说不备者，如太阳少阳，并无详论，厥阴仅出二方之类是也。此类不一，非敢遗漏，诸家之义，本少可取也。又有其事宜存，而其说未纯，姑供引申者，如诊察中，察面目耳鼻诸说是也。大抵所录论方，必平心熟考，务在精核，惬于经旨，切于日用。如危疑之论，新奇之方，及徒多名类，以眩惑人者，概属删略尔。

每门方说，必以类相从，不拘出典之先后，且要其不重复，唯《辑义》所既载，间亦有录入，以正端绪者。盖录说之例，前人既有其说，而后人就有附益者，特录前说，注以后说。后人之说，更加精切者，特出后说，而注其所本，亦有详略互见，并录以备参对者，录方之例，其出入加减，概附记于原方之后。而录其全文者，出典注于后。系节录者，出典题于上，以易识别。至所附按语，则一以圈子隔之。

所引方说，分隶各门。有似背其原意者，盖律之经旨，去其名而取其实也。如天行温疫，诸家以为一种病，而究其证治，逐不外于三阳之例，故今排之各篇，不敢自设类是也。如阴阳疑似，辨当在太阳与少阴、阳明与太阴、少阳与厥阴。而《活人》以降，唯以热极厥逆，为阳似阴，虚阳泛越，为阴似阳，故今不举之阴阳总说，而隶之阳明少阴是也。如麻附发汗，即是直中表寒之法，而《圣惠》三阳病，载有其方，今推其药理，录之少阴之类是也。方剂尤多其例，凡斯之类，具注于逐条逐方之下。

大抵古人之言，律之经旨，语句之间，不能无瑕。然志在尊古，故唐宋诸说，不敢臆改。或有可疑，注于其下，至挽近之书，则有直加删订者，然必注其义。又有行文之际，难于割正，附以按语者，有其谬自显，以仍其旧者，要不欲执小疵，而弃大体之善也。

伤寒，百般脉证，莫不悉在，百般之法，皆为之用。是书虽一二采之他病门，讵得尽其变，如先君子《脉学辑要》，尤贵熟谙。愚尝汇诸家用药之议，作《药治通义》一编，正与是书相发，亦要照看。盖伤寒之论，不可不细心，又不可不放胆。毫厘之差，死生反掌，不容与有等杂病，泛然同视，此其第一义也。

斯书之作，以芟繁选粹为主，故不能于异同之说，具载无遗。而识地未定，他日将以试验者，率致采录，故亦不能约确归一。况其取舍与篇类，虽谓律之经旨，而管蠡之见，岂知其真！而今而后，讲经日深，尝历有年，方有所是正耳。但生徒或苦讨绎，仍缀例言数则，以附卷端。

文政乙酉畅月

元坚识

伤寒广要采摭书目

《金匮玉函经》

《中藏经》

《脉经》晋·王叔和

《肘后方》晋·葛洪著，陶弘景补

《诸病源候论》隋·巢元方

《千金要方》唐·孙思邈

《千金翼方》唐·孙思邈

《外台秘要方》唐·王焘

《医心方》皇国·丹波康赖

《太平圣惠方》宋·王怀隐等

《苏沈良方》宋·沈括后人附以苏轼说

《伤寒总病论》宋·庞安时

《伤寒括要》宋·刘元宝

《小儿方诀》宋·钱乙、阎孝忠

《证类本草》宋·唐慎微

《和剂局方》宋·陈师文等后屡有序添

《伤寒活人书》宋·朱肱

《本草衍义》宋·寇宗奭

《圣济总录》宋徽宗

《伤寒明理论》金·成无己

《产育保庆集》宋·李师圣传，郭稽中增

《本事方》宋·许叔微

《伤寒发微论》宋·许叔微

《伤寒十劝》宋·李子建

《伤寒活人书括》宋·李知先

《三因方》宋·陈言

《易简方》宋·王硕

《杨氏家藏方》宋·杨倓

《卫生家宝》宋·朱端章

《叶氏录验方》宋·叶大廉

《十便良方》宋·郭坦

《是斋百一选方》宋·王璆

《方氏家藏方》宋·方导

《医说》宋·张杲

《琐碎录》宋·陈晔

《管见大全良方》宋·陈自明

《妇人大全良方》宋·陈自明

《济生方》宋·严用和

《济生续方》宋·陈自明

《简易方》宋·黎民寿

《直指方》宋·杨士瀛

《活人总括》宋·杨士瀛

《婴儿指要》并前人

《宣明论》金·刘完素

《保命集》

《伤寒直格》

《伤寒标本心法类萃》并前人

《儒门事亲》金·张从正

《三法六门》

《治病百法》

《治法杂论》并前人

《洁古注脉诀》金·张元素

《伤寒保命集类要》金·张璧

《东垣试效方》金·李杲

《兰室秘藏》

《内外伤辨惑论》并前人

《卫生宝鉴》元·罗天益

《医垒元戎》元·王好古

《阴证略例》前人

《伤寒心要》元·镏洪

《御药院方》元·许国桢

《澹寮集验方》元·释继洪

《医方集成》元·孙允贤

《如宜方》元·艾元英

《外科精义》元·齐德之

《永类钤方》元·李仲南

《世医得效方》元·危亦林

《施圆端效方》元·缺名

《覆载万安方》皇国梶原性全

《丹溪纂要》明·卢和

《袖珍方》明·李恒等

《玉机微义》明·刘纯

《伤寒治例》明·刘纯

《证治要诀》明·戴元礼附有类方

《伤寒类证》明·黄仲理

《医学纲目》明·楼英

《医方类聚》朝鲜国·缺名

《伤寒六书》明·陶华

《明医指掌》明·皇甫中

《卫生宝鉴补遗》明·缺名

《伤寒蕴要》明·吴绶

《医学正传》明·虞抟

《续医说》明·俞弁

《伤寒选录》明·汪机

《丹溪心法附余》明·方广

《薛氏医案》明·薛己

《体仁汇编》明·彭用光

《孙氏集效方》明·孙天仁

《虚实辨疑》明·缺名

《伤寒证治明条》明·王震

《伤寒撮要》明·缪存济

《医史》明·李濂

《医学入门》明·李梴

《医方考》明·吴昆

《古今医鉴》明·龚信

《万病回春》明·龚廷贤

《寿世保元》明・龚廷贤

《名医类案》明・江瓘

《芝园存案》明・卢复

《赤水玄珠》明・孙一奎

《士林馀业》明・叶云龙

《集注伤寒论》明・张卿子

《伤寒准绳》明・王肯堂

《伤寒纲目》明・王执中

《伤寒舌辨》明・申斗垣

《伤寒阐要编》明・闵芝庆

《医林绳墨》明・方隅

《医学大要》明・张三锡

《医宗粹言》明・罗周彦

《程氏医彀》明・程式

《寿世仙丹》明・龚居中

《小青囊》明・王良璨

《外科正宗》明・陈实功

《广笔记》明・缪希雍

《本草汇言》明・倪朱谟

《景岳全书》明・张介宾

《简明医彀》明・孙志宏

《医经会解》明・邓景仪

《丹台玉案》明・孙文胤

《医宗必读》明・李中梓

《医约》明・陈澈

《瘟疫论》明・吴有性

《轩岐救正论》明・肖京

《伤寒五法》明・陈长卿

《证治百问》明・刘默

《医门法律》清・喻昌

《寓意草》清・喻昌

《伤寒翼》清・将示吉

《伤寒述微》清・李栻

《四明心法》清・高鼓峰

《西塘感证》清・董废翁，杨乘六评

《医通》清・张璐

《伤寒绪论》

《千金方衍义》并前人

《伤寒论后条辨》清・程应旄

《温病方论》清・周杨俊

《伤寒论辨注》清・汪琥

《医方集解》清・汪昂

《伤寒论集注》清・张志聪

《石室秘录》清・陈士铎

《大雅堂辨证录》清・陈士铎

《证治汇补》清・李用粹

《锦囊秘录》清・冯兆张

《证治大还》清・陈治

《印机草》清·马俶
《伤寒论溯源集》清·钱潢
《伤寒大白》清·秦之桢
《伤寒论直解》清·张锡驹
《医学心悟》清·程国彭
《孝慈备览》清·汪纯粹
《医宗金鉴》清·吴谦等
《医碥》清·何梦瑶
《医学源流论》清·徐大椿
《兰台轨范》清·徐大椿
《再重订伤寒论集注》清·舒诏
沈氏尊生书》清·沈金鳌
《温热论》清·叶桂
《医级》清·董西园
《温疫论类编》清·刘奎
《说疫》清·刘奎
《吴医汇讲》清·唐大烈

目　录

卷　一

卷　二

卷　三

卷　四

卷　五

卷　六

卷　七

卷　八

卷　九

卷　十

卷十一

卷十二

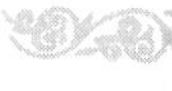

卷　一

纲　领

阴阳总说

王叔和曰：夫病发热而恶寒者，发于阳；无热而恶寒者，发于阴。发于阳者，可攻其外；发于阴者，宜温其内。发表以桂枝，温里宜四逆。《外台》

凡人禀气各有盛衰，宿病各有寒热，因伤寒蒸起宿疾，更不在感异气而变者。假令素有寒者，多变阳虚阴盛之疾，或变阴毒也；素有热者，多变阳盛阴虚之疾，或变阳毒也。《总病》

孙兆云：本是阳病热证，为医吐下过多，遂成阴病者，却宜温之。有本是阴病，与温药过多，致胃中热实，或大便硬有狂言者，亦宜下也。《类证》《辨惑》《人式》○《元戎》王朝奉辨阴阳证中亦引孙兆。

清碧杜先生曰：伤寒阳热之证，传经之邪，变态不一，辨之不精，则汗吐下三法之治一差，死生反掌矣。非比阴寒之邪，中在一经，不复传变，易于治也。不过随寒邪轻重，用温药治之，一定之法耳。同上。

伤寒治法，阳有此证，阴亦有此证，似阳而阴，似阴而阳，最难分别，毫毛之差，千里之谬。《要诀》

伤寒有阴证而头或疼，未有正阳证而头略不疼者；有阴证而反发热，未有正阳证而身不热者；有阴证而或小便自赤，未有正阳证而小便不赤者，此当正法治也。同上。

原是阳证，因汗下太过，遂变成阴，便当作阴证治，却不可谓其先初是阳，拘拘于阳传阴之说，乃是三阳坏证，传为阴也，此为阳之反，而非阳之传。同上。

盖证似阳，而脉病属阴者，世尚能辨。若脉证俱是阴，而病独属阳者，举世莫辨，而致夭折者，滔滔皆是。《医纲》

伤寒纲领，惟阴阳为最，此而有误，必致杀人。然有纯阳证，有纯阴证，是当定见分治也。又有阴阳相半证，是寒之即阴胜，热之即阳胜；或今日见阴，而明日见阳者有之；今日见阳，而明日变阴者亦有之，其在常人，最多此证。盘珠胶柱[①]，惟明哲者之能辨也。然以阴变阳者多吉，以阳变阴者多凶，是又不可不察。《景岳》

脉证总说

韩氏曰：大抵治伤寒病，见证不见脉，未可投药；见脉未见证，虽少投药，亦无害也。凡治杂病，以证为先，脉为后；治伤寒病，以脉为先，证为后。《医纲》

常法：清高贵客，脉证两凭；劳苦粗人，多凭外症。又有信一二分证者，又有信一分脉者，须要临时参酌。伤寒阳证似阴，阴证似阳，全凭脉断。《入门》

大抵伤寒，先须识证，察得阴阳、表里、虚实、寒热亲切，复审汗、吐、下、温、和解之法治之，庶无差误。先看两目，次看口舌，后以手按其心胸至小腹，有无痛满，用药。《六书》

伤寒证候，顷刻传变，伤寒治法，绳尺谨严，非可以轻忽视之也。其间种类不一，条例浩繁，是固难矣。至于阴极发躁，热极发厥，阴证如阳，阳证如阴，脚气似乎伤寒，中暑似乎热病，与夫蓄血一证，上热下冷，乍哄乍寒，其至四肢发厥，昏迷闷乱，凡此等类，尤当审思而明辨之。《总括》

邪之着人，如饮酒然。凡人醉酒，脉必洪而数，气高身热，面目俱赤，乃其常也。及言其变，各有不同。有醉后妄言妄动，醒后全然不知者；有虽沉醉而神思终不乱者；醉后应面赤，而反刮白者；应痿弱而反刚强者；应发热而反恶寒战栗者；有易醉而易醒者；有难醉而难醒者；有发呼欠及嚏喷者；有头眩眼花及头痛者。因其气血虚实之不同，脏腑禀赋之各异，更兼过饮少饮之别，考其情状，各自不同。至论醉酒，则一也，及醒，一时诸态如失。凡人受疫邪，始则昼夜发热，日晡益甚，头疼身痛，舌上白苔，渐加烦渴，乃众人之常也。及言其变，各自不同，或呕或吐；或咽喉干燥；或痰涎涌甚；或纯纯发热；或发热而兼凛凛；或先凛凛而后发热；或先一日恶寒，

① 盘珠胶柱：盘珠即灵动，胶柱即不移。

而后发热，以后即纯纯发热；或先恶寒而后发热，以后渐渐寒少而热多，以至纯热者；或昼夜发热者；或但潮热，余时稍缓者，有从外解者；或战汗；或狂汗，自汗盗汗；或发斑，有潜消者，有从内传者；或胸膈痞闷；或心腹胀满；或心痛腹痛；或胸胁痛；或大便不通；或前后癃闭；或协热下利；或热结傍流。有黄苔白苔者，有口燥舌裂者，有舌生芒刺，舌色紫赤者，有鼻孔如烟煤之黑者，有发黄及蓄血、吐血、衄血、大小便血、汗血、嗽血、齿衄血，有发颐疙瘩疮者，有首尾能食者，有绝谷一两月者，有无故最善反复者，有愈后渐加饮食如旧者，有愈后饮食胜常二三倍者，有愈后退爪脱发者。至论恶证，口禁不能张，昏迷不识人，足屈不能伸，唇口不住牵动，手足不住振战，直视圆睁，目瞑上视，口张声哑舌强，遗尿遗粪，项强发痉，手足俱痉，筋惕肉瞤，循衣摸床，撮空理线等证，种种不同。因其气血虚实之不同，脏腑禀赋之有异，更兼感重感轻之别，考其证候，各自不同，至论受邪则一也。及邪尽，一时诸证如失，所谓知其一万事毕，知其要者，一言而终，不知其要者，流散无穷，此之谓也。《温疫论》〇按：此条意，以现证百端，受邪则一为主，今标出于斯，以为证候数般，因人不同之征。

疫邪为病，有从战汗而解者；有从自汗、盗汗、狂汗而解者；有无汗竟传入胃者；有自汗淋漓，热渴反甚，终得战汗方解者；有胃气壅郁，必因下乃得战汗而解者；有表以汗解，里有余邪，不因他故，越三五日，前证复发者；有发黄因下而愈者；有发黄因下而斑出者；有竟从发斑而愈者；有里证急，虽有斑，非下不愈者。此虽传变不常，亦疫之常变也。有局外之变者，男子适逢淫欲，或向来下元空虚，邪热乘虚，陷于下焦，气道不施，以致小便闭塞，小腹胀满，每至夜即发热，以导赤散、五苓五皮之类，分毫不效，得大承气一服，小便如注而愈者；或素有他病一隅之亏，邪乘宿昔所损而传者，如失血崩带，经水适来适断，心痛疝气，痰火喘急，凡此皆非常变。大抵邪行如水，惟洼者受之，传变不常，皆由人而使。盖因疫而发旧病，治法无论某经某病，但治其疫，而旧病自愈。同上。

治要明寒热虚实

夫百病不外乎三因，而三因之中，俱各有寒热虚实，不独伤寒为然也。然能明乎伤寒之寒热虚实，反复变迁，则百病之寒热虚实，了如指掌矣。伤寒虽有三阴三阳之分，肤皮肌腠，胸胁腹胃，脏腑形层之异，大约不外乎寒热虚实四者而已。虚寒之与实热，如冰炭之相反，虚寒固不可误为实热，实热又岂可误为虚寒哉？或有过于温补，而虚寒化为实热；过于凉泻，而实热变为虚寒，岂可胶柱而鼓瑟。偏于凉泻者，不敢遽用温补，畏参附如蛇蝎。偏并于温补者，不敢轻用凉泻，视芩连为虎狼。一失之虚虚，一失之实实，甚至坚执己见，不肯活变，未免轻病必重，重病必死，均失也。不知寒有表寒、有里寒；热有表热、有里热；虚有表虚、有里虚；实有表实、有里实。即寒热之中，有虚寒实寒、虚热实热；有上焦热、中下焦寒；有上焦虚、中下焦实；有真寒真热、真虚真实；有假寒假热、假虚假实；有内真寒而外假热；有内真热而外假寒。是以无论外感六淫、内伤七情、皮毛肌腠、经俞营卫、膜原脏腑，莫不有虚实寒热之分焉，即《灵素》《伤寒》《金匮》千言万语，反复辨论，亦不过辨其为寒热虚实而已。任其钩深致远[①]，探索精微，总不能出此四者范围之外。今之医者，不患乎不知寒热虚实，而患乎误识寒热虚实，以致变证百出，莫可名状。病者束手待毙，医者张皇失措。更有些小微病，不识寒热虚实，妄加攻补，遂成不起之证，此皆医之误也。《直解》附余。

蒸热自汗，口渴饮冷，白虎汤，此散漫之热，可清而不可下。潮热谵语，腹满便闭，宜攻之，承气汤，此结聚之热，徒清无益也。夫病当用承气，而只用白虎，则结聚之热之除。当用白虎，而遽用承气，则散漫之邪复聚。而为结热之症，夫石膏、大黄，同一清剂，而举用不当，尚关成败，何况寒热相反者乎？甚矣，司命之难也！《心悟》〇按：原文作“白虎加人参汤”“调胃承气汤”。今删正。

孙思邈曰：服承气得利，谨不中补，热气得补复成，此所以言实热也。王叔和有曰：虚热不可大攻，热去则寒起，此所以言虚热也。二人之言，殊途同归，是虚实之不可不辨也，如此。《总括》〇按：孙言：出《千金》治病略例中，王言无考，盖误。忆《伤寒例》，若不宜下而便攻之，内虚热入数句也。又按：此说，本出《活人书》。

治不可拘次第

脉有沉浮，转能变化。或人得病数日，方以告医，虽云初觉，视病已积

① 钩深致远：致，招致。探取深处的，使远处的到来，比喻探讨深奥的道理。

日在身，其疹瘵[1]结成，非复发汗解肌所除，当诊其脉，随时形势，救解求免也。不可苟以次第为固，失其机要，乃致祸矣。《千金》

病有难正治

有伤寒杂病，有伤寒正病。伤寒杂病者，难以正病治，如病人证状不一，有冷有热，阴阳显在目前，当就其中大节先治，其余证则徐治。然亦不可用独热独寒之剂，又如呕渴烦热，进小柴胡汤，呕渴烦热止矣。而下利不休，以小柴胡汤为非，则呕渴烦热不应止，以为是，则下利不应见，吐利厥逆，进姜附汤，吐利厥逆止矣。而热渴谵语，昏不知人，以姜附为非，则吐利厥逆不应去，以为是，则热渴谵语不应见。此亦伤寒杂病，虽无前项冷热二证，显然并见之迹，而阴中有阳，阳中有阴，潜伏其间，未即发见，用药一偏，此衰彼盛。医者当于有可疑之处，能反复辨认，无致举一废一，则尽善矣。《要诀》

老少异治

三春旱草，得雨滋荣，残腊枯枝，虽灌弗泽。凡年高之人，最忌剥削，误投承气，以一当十，设用参术，十不抵一。盖老年荣卫枯涩，几微之元气，易耗而难复也。不比少年气血生机甚捷，其势浡然，但得邪气一除，正气随复。所以老年慎泻，少年慎补，何况误用耶！万有年高禀厚，年少赋薄者，又当从权，勿以常论。《温疫论》

治当照管胃津

治感症大法，总以始终照管胃中津液，为第一奥旨。盖邪之所感，皮毛闭塞，气不外达，郁而成热，热积皮毛不解，渐而肌肉热矣，渐而各经络无不热矣，渐而热气皆壅塞阳明，腑中热矣，此必然之势也。又况后代血气未盛，早御酒肉厚味，胃中素有湿热者多，一旦客热交并，区区阴津，几何能当此烈焰燎原乎？凡感症之死，皆由胃汁干枯故死也。是以古人立法，及

---

① 瘵（zhài，音再）：病，多指痨病。

其邪之在表，血气未伤之时，当汗汗之，欲热从汗解，则清宁安固，而血气全保不伤矣。当其邪之在里，血气渐亏之际，可下下之，欲热随便通，则焦灼顿除，而气血可徐俟其来复矣。至所谓胃中之津液，非他，即周身血气所化，积叠胃底，此后天之本也。凡人平日之强弱，及遇外感贼邪之难治易治，可治不可治，强半凭此。粗工不知，无论新久虚实表里，苟见身热，风药混表，一觉闷满，攻中破气，杂投不效，大黄、枳、朴继进，必求一便，以毕其技能。岂虑热得风而益炽，阴被劫而速亡，何其与先贤之意，适相反哉？《西塘感症》〇按：董氏更有滋阴液充，则实邪自解，不须用承气之说。故末段，以大黄、枳、朴，同风药混表，为嗤点之，实属僻谬。

真虚者难治

伤寒，不问阴证阳证，阴毒阳毒，要之真气完壮者易医，真气虚损者难治。谚云：伤寒多死下虚人，诚哉是言也！盖病人元气不固，真阳不完，受病才重，便有必死之道，何也？阳病宜下，真气弱则下之多脱；阴病宜温，真气弱则客热便生。故医者难于用药，非病不可治也，主本无力也。自身无病〇《入门》作惟寡欲，真气完固，虽有寒邪，易于用药，是知伤寒以真气为主。《发微论》

伤寒温疫，其不可治，及难治者，皆属下元虚。《广笔记》

凡人大劳大欲，及大病久病后，气血两虚，阴阳并竭，名为四损。当此之际，忽又加疫，邪气虽轻，并为难治，以正气先亏，邪气自陷。故谚有云：伤寒偏死下虚人，正谓此也。盖正气不胜者，气不足以息，言不足以听，或欲言而不能。感邪虽重，反无胀满痞塞之证，误用承气，不剧即死，以正气愈损，邪气愈伏也。若真血不足者，面色萎黄，唇口刮白，或因吐血崩漏；或因产后亡血过多；或因肠风脏毒所致。感邪虽重，面目反无阳色，误用承气速死，以营血愈消，邪气益加沉匿也。若真阳不足者，或四肢厥逆；或下利清谷，肌体恶寒，恒多泄泻，至夜益甚；或口鼻冷气。感邪虽重，反无发热燥渴苔刺等证，误用承气，阳气愈消，阴凝不化，邪气留而不行，轻则渐加委顿，重则下咽立毙。若真阴不足者，自然五液干枯，肌肤甲错。感邪虽重，应汗无汗，应厥不厥，误用承气，病益加重，以津液枯涸，邪气涩滞，无能输泄也。凡遇此等，不可以常法正治，当从其损而调之，调之不愈者，稍以常法治之，治之不及者，损之至也。是故一损二损，轻者或可挽回，重者治之无益，乃至三损四损，虽卢扁[①]亦无所施矣。更以老少参之，少年遇损，或可调治；老年遇损，多见治之不及者，以枯魄独存，化源已绝，不复滋生也。《温疫论》

房后非阴证

人身一阴阳耳。而阴阳之根蒂，皆本于肾。好色之徒，两肾受伤，阴虚者多，阳虚者少。阳虚者，命门火衰也；阴虚者，肾中水竭也。凡人入房过度，则精多所遗，所遗之精，皆为水而属阴。况其作强之时，心火先炽，火炽则水流，水愈流则火愈炽。五内燥热，外复伤寒，而病邪热，两热相夹，肾水必枯。其人发烦躁，而舌黑生芒，则就死矣。语云：伤寒偏打下虚人者，正此谓也。或问云：诚如吾子所言，则是人病伤寒，无所谓阴证矣。余答云：有之。阴证者，中寒也，其病乃是阳虚。阳虚之人，命门火衰，其平日必言语低微，饮食不化，四肢无力，腰以下冷，前阴不举，小便清白，此为真气不足。复为外寒所袭，表里四末皆冷，是为真阴之证。然亦不全因入房所致，即小儿亦有病阴证者，以胃中阳气虚，不能作郁热故也。《辨注》

今之医者，以其人房劳之后，或遗精之后，感冒风寒而发热者，谓之阴症。病者遇此，亦自谓之阴症，不问其现证何如，总用参术附桂、干姜、地黄等温热峻补之药，此可称绝倒者也。阴虚之人，而感风寒，亦必由太阳入，仍属阳邪，其热必甚，兼以燥闷烦渴，尤宜清热散邪，岂可反用热药！若果直中三阴，则断无壮热之理，必有恶寒倦卧、厥冷喜热等症，方可用温散。然亦终无用滋补之法，即如伤寒瘥后，房事不慎，又发寒热，谓之女劳复，此乃久虚之人，复患大症，依今人之见，尤宜峻补者也。而古人治之，用竹皮一升煎汤服，然则无病而房后感风，更不宜用热补矣。故凡治病之法，总视目前之现证现脉，如果六脉沉迟，表里皆畏寒，的系三阴之寒证，即使其本领强壮，又绝欲十年，亦从阴治。若使所现脉证，的系阳邪，发热烦渴，并无三阴之症，即使其人本体虚弱，又复房劳过度，亦从阳治。如《伤寒论》中，阳明大热之证，直用葛根白虎等方者，瞬息之间，转入三阴，即改用温补。若阴症转阳症，亦即用凉散，此一定之法也。近世唯喻嘉言先生能知此义，有寓意草黄长人之伤寒案，可见余人皆不知之，其杀人可胜道

① 卢扁：即古代名医扁鹊。因家于卢国，故又名“卢扁”。

哉！《源流论》黄长人〇按：系房后伤寒，用调胃承气汤，再与大柴胡汤而愈。考《温疫论》，阴症罕有论中，既辨其人多蓄少艾，或房后得病，医便疑为阴症。

轻证误治每成痼疾

凡客邪皆有轻重之分，惟疫邪感受轻者，人所不识，往往误治，而成痼疾。假令患利，昼夜无度，水谷不进，人皆知其危利也。其有感之轻者，昼夜虽行四五度，饮食如常，起居如故，人亦知其轻利，未尝误以他病治之者，凭有积滞耳。至如温疫，感之重者，身热如火，头疼身痛，胸腹胀满，苔刺谵语，斑黄狂躁，人皆知其危疫也。其有感之浅者，微有头疼身痛，午后稍有潮热，饮食不甚减，但食后或觉胀满，或觉恶心，脉微数，如是之疫，最易误认，即医家素以伤寒温疫为大病，今因证候不显，多有不觉其为疫也。且人感疫之际，来而不觉，既感不知，最无凭据。又因所感之气薄，今发时，故现证不甚，虽有头疼身痛，况饮食不绝，力可徒步，又焉得而知其疫也。病人无处追求，每每妄诉病原，医家不善审察，未免随情错认。有如病前适遇小劳，病人不过以此道其根由，医家不辨是非，便引东垣劳倦伤脾，元气下陷，乃执甘温除大热之句，随用补中益气汤，壅补其邪，转壅转热，转热转瘦，转瘦转补，多至危殆。或有妇人患此，适逢产后，医家便认为阴虚发热，血气发痛，遂投四物汤，及地黄丸，泥滞其邪，迁延日久，病邪益固。遍邀女科，无出滋阴养血，屡投不效，复更凉血通瘀，不知原邪仍在，积热自是不除，日渐尫羸[①]，终成废痿。凡人未免七情劳郁，医者不知为疫，乃引丹溪五火相扇之说，或指为心火上炎，或指为肝火冲击，乃惟类聚寒凉，冀其直折，而反凝泣其邪，徒伤胃气。疫邪不去，瘀热何清，延至骨立而毙，或尚有宿病淹缠，适逢微疫，未免身痛发热。医家病家，同认为原病加重，仍用前药加减，有妨于疫，病益加重，至死不觉者。如是种种，难以尽述，聊举一二，推而广之，可以应变于无穷矣。《温疫论》

久病感邪多为痼疾

凡人向有他病尫羸，或久疟，或内伤瘀血，或吐血、便血、咳血，男子

① 尫羸：亦作“尪（wāng，音汪）羸”，瘦弱，亦指瘦弱之人。

遗精白浊，精气枯涸，女人崩漏带下，血枯经闭之类，以致肌肉消烁，邪火独存，故脉近于数也。按：此云邪火，盖是虚火。此际稍感疫气，医家病家，见其谷食暴绝，更加胸膈痞闷，身疼发热，彻夜不寐，指为原病加重。误以绝谷为脾虚，以身痛为血虚，以不寐为神虚，遂投参、术、归、地、茯神、枣仁之类，愈进愈危。知者稍以疫法治之，发热减半，不时得醒，谷食稍进，但数脉不去，肢体时疼，胸胁锥痛，过期不愈。医以杂药，频试补之，则邪火愈炽，泻之则损脾坏胃，滋之则胶邪益固，散之则经络益虚，疏之则精气愈耗，守之则日消近死。盖里证虽除，不知正气衰微，不能托出表邪，留而不去，因与血脉，合而为一，结为痼疾也。肢体时疼者，邪与荣气搏也；脉数身热不去者，邪火并郁也；胁下锥痛者，火邪结于膜膈也。此云邪火火邪，并指邪与火，与上不同。过期不愈者，凡疫邪交卸，近在一七，远在二七，甚至三七，过此不愈者，因非其治，不为坏证，即为痼疾也。夫痼疾者，所谓客邪胶固于血脉，主客交浑，最难得解，且愈久益固，治法当乘其大肉未消，真元未败，急用三甲散，多有得生者，更附加减法，随其平素而调之。《温疫论》按：三甲散难用，此证，于清骨诸方中酌用为当，仍不取也。

治挟他患法

傅学渊曰：凡外感病，挟食者颇多，当思食为邪裹，散其邪则食自下。若杂消导于发散中，不专达表，胃汁复伤，因而陷闭者有之。至若风多挟暑湿寒，或挟燥火，感恼怒，或劳倦，或房事，及肝气宿瘕诸血症，皆外感病之不无有挟者，所贵随症制宜，斟酌尽善，庶无差误也。《吴医汇讲》

疫病不可定方

世之重疾，无逾风、劳、臌、膈，而四者之治，总有蹊径可寻，如风症止真中、类中二条。劳症，即云难治，亦不过阴阳、水火、气血、先天、后天，视其何者亏损，而补益之。臌胀，有驱水理气之殊；噎膈，止润燥养血之法；唯至于疫，变化莫测，为症多端，如神龙之不可方物。临症施治者，最不宜忽也。瘟疫尚好治疗，识其表里，已得大纲，即有变现杂症，如斑汗发黄之类，皆易捉摸。即杂疫如云谓诸瘟、诸痧、诸挣等症，各具疗法，亦易施治。唯乙巳年，民之所患，并非奇疾怪症，不过痢疾泄泻、肚腹胀痛等病，有何难疗？孰意用平日治此疾法治之，半皆不应。或二三人，同患一症，而治法各异者。施之此人而效，施之彼人，而又不效矣。或有一人患是症而愈，而复作者，其治法又异，施之前此而效，施之后此，而又不效矣。若非具慧眼卓识，而窥见垣一方者，岂能人人而济之乎？盖必深明乎正气客气之殊，阴阳四时之异，或亢旱而燥热烦灼，或霖雨而寒湿郁蒸，或忽寒而忽暖，或倏晴而倏阴，或七情之有偏注，或六欲之有慝情，或老少强弱之异质，或富贵贫贱之殊途，细心入理，再加以望闻问切，一一详参。庶病无遁情，而矢无妄发，至于治法，千变万化，随宜用药，莫可名言，故仲景曰：瘟疫不可先定方，瘟疫之来无方也，旨哉斯言，是在留心此道者，神而明之可耳。《说疫》按《辨证录》云。余又闻南阳张真人之教，谓瘟疫自来无方，然方亦可豫定。以瘟病皆热病也，要均寓言耳。

疫病当分天时、寒暄、湿燥，病者虚实安逸，因时制宜，不可拘泥。如久旱天时多燥，热疫流行，忌用燥剂，宜解毒润燥。天久淫雨，湿令大行，脾土受伤。民多寒疫，多兼泻利，忌用润药，宜渗湿理脾。《六要》

损　复

邪之伤人也，始而伤气，继而伤血，继而伤肉，继而伤筋，继而伤骨；邪毒既退，始而复气，继而复血，继而复肉，继而复筋，继而复骨。以柔脆者易损，亦易复也。《温疫论》

卷　二

诊　察

诊　法

伤寒，以脉大浮数动滑为阳，沉涩弱弦微为阴。然脉理精深，初学未能识察。予谓伤寒之中人，由浅入深，先自皮肤肌肉，次入肠胃筋骨，以浮中沉三脉候之，似乎无所遁乎其情矣。浮，初排指于皮肤之上，轻手按之便得，曰浮。此脉，寒邪初入太阳，病在表，可发而去之。中，按至皮肤之下，肌肉之间，略重按之乃得，谓之半表半里证也。沉，重手按至肌肉之下，筋骨之间方得，此为沉脉。然有二焉，阴阳寒热，充沉脉中分，若沉而有力，则为阳为热，沉而无力，则为阴为寒也。《六书》此系节录，《后条辨》曰：此言虽得一二，然有力中，亦有寒而实者，不可不知。

脉大者为病进，大因邪气胜，病日甚也；脉渐缓者为邪退，缓则胃气至，病将愈也。此以大为病进，固其然也，然亦有宜大不宜大者，又当详辨。如脉体本大，而再加洪数，此则病进之脉，不可当也；如脉体本小，因服药后，而渐见滑大有力者，此自阴转阳，必将汗解，乃为吉兆。盖脉至不鼓者，由气虚而然，无阳岂能作汗也。《景岳》

浮为在表，沉为在里，此古今相传之法也，然沉脉亦有表证，此阴实阳虚，寒胜者然也。浮脉亦有里证，此阳实阴虚，水亏者然也。故凡欲察表邪者，不宜单据浮沉，只当以紧数与否为辨，方为的确。盖寒邪在里，脉皆紧数，紧数甚者，邪亦甚；紧数微者，邪亦微；紧数浮洪有力者，即阳证也；紧数浮沉无力者，即阴证也；以紧数之脉，而兼见表证者，其为外感无疑，即当治从解散。然内伤之脉，亦有紧数者，但内伤之紧，其来有渐，外感之紧，发于陡然，以此辨之，最为切当。其有似紧非紧，但较之平昔，稍见滑疾，而不甚者，亦有外感之证，此其邪之轻者，或以初感，而未甚者，亦多见此脉，是又不可不兼证而察之也。若其和缓，而全无紧疾之意，则脉虽浮大，自非外邪之证。同上〇《周氏温病方论》云：脉之盛而有力者，每每带弦，岂可错认为紧，而误以为寒乎。

表证脉不浮者，可汗而解，以邪气微，不能牵引正气，故脉不应；里证脉不沉者，可下而解，以邪气微，不能抑郁正气，故脉不应。阳证见阴脉，有可生者，神气不败，言动自如，乃禀赋脉也。再问前日无此脉，乃脉厥也，下后脉实，亦有病愈者，但得证减，复有实脉，乃天年脉也。夫脉不可一途而取，须以神气形色病证相参，以决安危为善。《温疫论》脉厥，详见“阳明病”。

夫阴症脉沉者，沉而迟慢分明者也。伏邪脉沉者，沉而伏匿急数模糊者也。正虚脉微者，不拘浮沉，脉来衰微，按久无力者也，故凡迟慢分明者，里寒也。沉伏不出者，表邪不得发越也，阳症脉微者，邪盛正虚也。今有阳邪之症，而见沉伏之脉，误认阴症，而用温热，阳邪内发，死不旋踵。若见烦躁不宁，误用寒凉，则表汗抑遏，故切脉之道，先分症是何症，然后以脉消息者也。《大白》

脾肾虚寒，真阴症也。阴盛之极，往往格阳，面目红赤，口舌破裂，手扬足掷，语言错妄，有似乎阳，正如严冬惨肃，而水泽腹坚，坚为阳刚之象也。邪热未解，真阳症也。阳盛之极，往往发厥，厥则口鼻无气，手足逆冷，有似乎阴，正如盛夏炎灼，而林木流津，津为阴柔之象也。大抵症既不足凭，当参之脉理，脉又不足凭，当取诸久候、沉候。彼假症之发现，皆在表也，故浮取脉，而脉亦假焉。真症之隐伏，皆在里也，故沉候脉，而脉可辨耳。且脉之实者，终始不变，脉之虚者，乍大乍小，如与人初交，未得性情善恶之确，必知交既久，方能洞见情性善恶之真。适当乍大之时，便以为实，适当乍小之时，便以为虚，岂不误甚？必反复久候，则虚实之真假判然矣！然脉辨已真，犹未敢恃，更察禀之厚薄，症之久新，医之误否，合参其究，自无遁情。《锦囊》

人禀阴阳二气，阴根于阳，阳根于阴，往来流通，而无间断者也。一或偏胜，百病生焉。盖偏阳则多热，偏阴则多寒。偏阴则六脉虚濡，按之无力，颇有细涩轻涩之状，病主沉寒，法当温散，人所易知。若夫病躯，内外有热，其脉不数不洪，但指下急涩而小紧，如枝条刮刮之状，此则为阳胜阴，当用寒凉之剂，以解阳热愆伏[①]之邪，以行血热凝结之毒，不可错认以

① 愆伏：谓阴阳失调，多指气候失常。

为脉小脾虚，误以温药，益其疾也。纵或呕逆，亦是热邪乘虚，热气闭隔，断不可以温热之剂投之，否则堕厝火积薪[①]之辙矣，凡病皆当审斯。《总括》

有不因大汗下，而两手忽无脉，谓之双伏。或一手无脉，谓之单伏。或利止如此，必有正汗，急用四逆辈温之。时有汗便安，脉终不出者死。《总病》

夫头疼发热恶寒，或一手无脉、两手全无者，庸俗以为阳证得阴脉，便呼为死症不治，殊不知此因寒邪不得发越，便为阴伏，故脉伏，必有邪伏也，当攻之。又有伤寒病，至六七日以来，别无刑克证候，或昏沉冒昧，不知人事，六脉俱静，或至无脉，此欲正汗也，勿攻之。此二者，便如久旱将两，六合阴晦，雨后庶物皆苏，换阳之吉兆，正所谓欲雨则天郁热，晴霁天乃反凉，理可见也。《六书》明条，此下云：急用绵衣，厚罨手足，或置热砖于足，后却将热姜米汤饮之，须臾得汗及愈。○按：绵衣包手足，本出《总病论》阴证无脉，用好酒、姜汁，各半盏，脉来者可治，亦出《六书》。

当问病人有何疼痛处，若有痛证，要知痛甚者脉必伏，宜随病制宜，尤当问病人。若平素原无正取脉，须用覆手取之，脉必见也，此属反关脉，诊法与正取法同。若平素有脉，后因病诊之无脉者，亦当覆手取之，取之而脉出者，阴阳错乱也，宜和合阴阳。如覆取正取，俱无脉者，必死矣。同上。○按：反关，本于《丹溪》。

有脉歇至者，杂病得之，决无再生之理。伤寒得之，犹有可斡之方，非若杂病正气脱，而至歇也。此因邪气壅窒经络，荣卫不疏，以致脉来止而复动也。观人有精神，别无怪证形现，即当导引邪气，调畅经隧，则脉自然流利，而不断续也。若神气昏愦，郑声撮空，头汗喘促，手足厥冷，有此一二证见者，此真死脉也，切莫与之治为。《明条》

诊伤寒热盛，脉浮大者生，沉小者死。伤寒已得汗，脉沉小者生，浮大者死。温病三四日以下不得汗，脉大疾者生，脉细小难得者，死不治。温病穰穰大热《千金》穰穰，作时行，其脉细小者死。《脉经》原更有数条，录出次卷死证中，当参。

察　面

凡看伤寒，必先察色，然后切脉审证，参合以决死生吉凶也。凡面青、

---

① 厝火积薪：把火放到柴堆下面，比喻潜伏着很大危险。

唇青者，阴极也。如夹阴伤寒，小腹痛，则面青也。赤色属火主热，在伤寒见之，而有三阳一阴之分也。若久病虚人，午后面两颊颧赤者，此阴火也，不可作伤寒治之。凡病欲愈，目睛黄也。凡伤寒面白无神者，发汗过多，或脱血所致也。《蕴要》此系节录。

《内经》曰：脉以应月，色以应日，然则色者，观之可得而见也。如伤风，阙庭必光泽；伤寒，阙庭必暗惨。此伤风、伤寒，是谓表热表寒。面青黑为寒，紫黑为热。若已发汗后，面色赤盛，此表邪出不彻也，宜表之。大抵黑色见者多凶，为病最重。黄色见者多吉，病虽重不死。《五法》

大抵阴盛而面赤者，其色黯而不光；阳盛而面赤者，其色明而且泽。要在察其虚实而治，不可但见面红，便作阳火而论之。《明条》○按：此似不必。阳证，多为桃花色；怫郁证，及热盛阴虚，其甚者，多为黯赤。《金鉴》云：格阳浮赤，兼厥利脉微者，阳虚也；赤色深重，潮热便鞕，里实也。

面赤，有燥润油妆之别，斯症有虚实真伪之分。油妆者，面现油光，面赤如妆也。油妆多险变，形神得守者，犹可商。《医级》原以油妆，分之戴阳。又《医说》引《夷坚志》，称慕容彦逢母病，召张锐于郑，至则死矣。时方六月，暑将就木。锐曰：伤寒法，有死一昼夜复生者，乃揭面帛注视，语曰：尝见夏月死者，面色赤乎，汗不出而蹶尔，煮药灌之，至夜半遗屎满席，出秽恶物斗余，数日良愈。

察目直视，见次卷

目皆黄，必为欲愈之病也。眼胞忽陷，目睛直视，必难治也。开目欲视人，属阳；闭目不欲见人，属阴。目睛不明，神水已竭，不能照物者，亦难治也。《六书》

凡目睛明，能识见者，可治。睛昏不识人，或反目上视，或瞪目直视，或目暗正圆，或戴眼反折，或眼胞陷下，睛昏而不识人者，皆不治也。凡目中不了了，睛不和，热甚于内也。凡目疼痛者，属阳明之热。目赤者，亦热甚也。目瞑者，必将衄血也。白睛黄者，将发身黄也。凡病欲愈，目眦黄也。《蕴要》

凡治伤寒，须观两目，或赤或黄赤者，为阳证。凡目色清白，而无昏冒闪烁之意者，多非火证，不可轻用寒凉。眼眵多结者，必因有火。盖凡有火之候，目必多液，液干而凝，所以为眵。即如肺热甚，则鼻涕出，是亦目液之类也。《景岳》

目者，至阴也，五脏精华之所系，热则昏暗，水足则明察秋毫。如常而瞭瞭[①]者，邪未传里也，若赤若黄，邪已入里矣。若昏暗不明，乃邪热居内烧灼，肾水枯涸，自目无精华，不能朗照，急用大承气下之。盖寒则目清，未有寒甚而目不见人者也，是以曰急下。《五法》

察　　耳

耳者，肾之窍，察耳之好恶，知肾之败绝。然肾为人之根本，故肾绝者，未有不死也。《五法》

凡耳轮红润者生。或黄或白，或黑或青，而枯燥者死。薄而白，薄而黑，皆为肾败。凡耳聋、耳中疼，皆属少阳之热，而为可治；若耳聋舌卷唇青，此属厥阴，为难治也。《蕴要》〇按：阳虚，亦有耳聋。

察　　鼻

鼻孔干燥者，属阳明之热，必将衄血也。鼻孔干燥，黑如烟煤，阳毒热深也。鼻孔冷滑而黑者，阴毒冷极也。鼻塞浊涕者，风热也。鼻孔扇张者，为肺绝而不治也。《蕴要》

察口唇唇甲青，见次卷

口唇者，肌肉之本，脾之华也。视口唇好恶，可以知病之浅深。《五法》

凡口唇焦干，为脾热，焦而红者吉，焦而黑者凶。唇口俱赤肿者，热甚也。唇口俱青黑者，冷极也。口苦者，胆热也。口中甜者，脾热也。口燥咽干者，肾热也。舌干口燥，而欲饮水者，阳明之热也。若唇青舌卷，唇吻反青，环口黧黑，口张气直，口如鱼口，口唇颤摇不止，气出不返，皆不治也。《蕴要》

察　　舌

伤寒舌上苔，何以明之？舌者心之官，法应南方火，本红而泽。伤寒

① 瞭瞭：眼睛明亮的样子。

三四日以后，舌本有膜，白滑如苔，甚者，或燥或涩，或黄或黑，是数者，热气浅深之谓也。邪气在表者，舌上即无苔，及邪气传里，津液结搏，则舌上生苔也。寒邪初传，未全成熟，或在半表，或在半里，或邪气客于胸中者，皆舌上苔白而滑也。经曰：舌上如苔者，以丹田有热，胸上有寒，邪初传入里者也。阳明病胁下鞕满，不大便而呕，舌上白苔者，可与小柴胡汤，是邪气在半表半里者也。阳明病若下之，则胃中空虚，客气动膈，心中懊恼，舌上苔者，栀子豉汤主之。是邪客于胸中者也，脏结宜若可下，舌上胎滑者，则云不可攻也。是邪未全成熟，犹带表寒故也。及其邪传为热，则舌之苔，不滑而涩也。经曰：伤寒七八日不解，热结在里，表里俱热，时时恶风，舌上干燥而烦，欲饮水数升者，白虎加人参汤主之，是热耗津液，而滑者已干也。若热聚于胃，则舌为之黄，是热已深也。《金匮要略》曰：舌黄未下者，下之黄自去，若舌上色黑者，又为热之极也。《明理》○按：此以苔滑，为邪未入里之候，是在阳证，理宜然，然滑涩之异，即里证寒热真辨所存。脏结苔滑，亦是里寒，并非表候。又胸上有寒，丹田有热，是寒热字互错，则其苔亦膈热所致，可知。

舌者，内司肠胃。伤寒传里，则里热烧灼，津液干枯，结于舌上为苔，如锅心滚沸，米饮煎干，结衣一尺于锅底，即此意也。盖伤寒自表传里，全以舌苔为验，传里浅深，亦以舌苔为验。里热既清，渐进谷气，亦终以舌苔为验。故验舌乃审察伤寒之大要。其验之之法，舌润而和，为邪在里；舌苦而渴，为邪将入里；舌干燥有苔，则知邪已传里，化而为热。如苔色白者，为热尚浅；苔色黄者，为热渐深；苔色黑，及舌中心黑，如小舌形，而芒刺裂指者，皆热极之症也。又验其出舌，出舌长而尖者，为热未甚；出舌圆而平者，为热已甚；若出舌短，不能出齿外，而形方者，热盛之极也。问曰：《金镜》三十六舌，以纯黑者为水克火，系大寒症，用理中汤救之。今日热极，不与古人之论经庭乎？曰：大寒症而舌青黑者，水来克火也；热极症而舌紫黑色者，火极似水也。又水来克火者，水化也，必津润而滑，无焦燥之理；火极似水者，火化也，必焦燥有芒刺如锉，而无津润之理。二者色黑虽似，而青紫润燥不同，乌得以寒为热以热为寒乎？又伤寒有阳似阴，有阴包阳，有阳极反发厥，阴胜反发躁，症脉俱不可辨者，独有舌苔可辨。果见舌苔青黑而滑，难症脉俱阳，知其内本虚寒，何疑于表里传中之大辨乎！《孝慈备览》

伤寒表里轻重，验舌色亦得大半。杜清碧有三十六法，反觉太繁，今余分立白苔、黑苔、黄苔、燥苔、滑苔五者以为要。舌色如常，身虽大热，是表热，里未有热也，但治其表。如见白苔而滑，邪在半表半里，未入于里也，但宜和解。若见黄苔者，热在胃家，苔黄而干裂者，热已入里，宜清里热。若有下症者，可以下之。若见黑苔者，有两条分别，黑而焦裂硬刺者，里热已极，火极似炭之苔也；黑而有水，软润而滑者，里寒已甚，水来克火之寒苔也。以上五者，验舌之大节目也，然仍要看症切脉，以参定之。《大白》

凡诊伤寒者，当以舌色辨表里，以舌色辨寒热，皆不可不知也。若以舌色辨虚实，则不能无误，盖实固能黑，以火盛而焦也；虚亦能黑，以水亏而枯也。若以舌黄舌黑，悉认为实热，则阴虚之证，万无一生矣。《景岳》原附一按：阴虚伤寒，其颧似阳，舌黑如炭，芒刺干裂者，用甘温壮水药。问饮凉水，诸症渐退，但其舌黑，分毫不减，再后数日，忽舌上脱一黑壳，而内则新肉灿然，始知其肤腠焦枯，死而复活云云。

白苔舌上微白者，未可便为热证，必苔白而厚，其上如刺，焦裂破纹，摸之略无小润，甚成黑苔，方为热极。加以下证悉具，无表证，方可用小承气汤、大柴胡汤。亦有病属阴证，下利清谷，阳气客于上焦，烦躁引饮，舌苔如前证，或鼻如烟煤，欲去衣被，不可误以为阳，附子理中汤、四逆汤冷服。《要诀》

苔白而滑者，邪热未盛也；苔黄而涩者，邪热渐深也；苔黑而裂者，邪热亢极也。又阴症亦能生苔，验之但冷而滑，如法墨擦舌。《五法》云：以手摸之，无芒刺而津润者，此阴寒也。

虽渴饮水，须臾后，传口气冷而促，脉息沉而微，此盖无根之火，游于上而为之，不可一概以作实火论也，疗此者必须用心于脉理。《明条》

舌乃心之苗，心主火，宜红上有淡白苔，此胃气也。俗医不知，见有苔，便以为食而消之。若胃气虚谷气少，必光而无苔，进以粥食，而苔渐有，此吉兆也。又有满舌厚苔，忽然退去，光而燥，此胃气将绝也。又有舌如大红色无苔，此君火浮于外，物极则反，盛极将衰，如火旺极，将化而为灰之象。《直解》

苔黄而燥渴者，热盛也；苔黑而燥渴者，热甚而亢极也；若不燥渴，舌上黑苔而滑者，为寒为阴也；舌卷而焦，黑而燥者，阳毒热极也；舌青而苔滑者，阴毒冷极也；凡舌肿胀，舌上燥裂，舌生芒刺，皆热甚也。凡舌软、舌强、舌短缩、神气昏乱、误言不清者死也。《蕴要》

舌色红润，属表属阴，属寒属虚。舌干有苔，属里属阳，属热属实。如舌青紫，阴寒。泥色，虚极也。舌干舌胎，邪初入里也。黄苔热甚，黑苔如芒刺，或蜷缩，极热也。凡面赤病炽，面目黄色病已，舌无苔结成干赤光

皮，似煨熟猪肾，乃阳中伏阴也。舌苔黑而湿滑者，脏结证也。舌苔黄燥，足冷脉沉，亦非纯阳证，切忌硝黄。《简明医彀》

有一种最薄黄苔，如漆在舌上者，虽宜清火，必用参术补正为主，若一味清火，必至气脱而死。凡舌上无苔，如去膜油猪腰子者，名镜面舌，不治，以其阴津亏竭故也。又舌苔虽有，而干燥者可虑，恐阴津竭也，不可视为泛常，须切记之。《西塘感症》

脐以上为大腹，或满或胀或痛，此必邪已入里，表症必无，或存十之一二。亦须验之于舌，或黄甚，或如沉香色，或如灰黄色，或如老黄色，或中有断纹，皆当下之。黄苔不甚厚而滑者，热未伤津，尤可清热透表。若虽薄而干者，邪虽去，而津受伤也，苦重之药当禁，宜甘寒轻剂养之。舌绛而干燥者，火邪刦营，凉血清血为要。舌绛而有碎点黄白者，将生疳也，其有虽绛而不鲜，干枯而痿者，此肾阴涸也，急以阿胶、鸡子黄、地黄、天冬等救之，缓则恐涸极而无救也。再有热传营血，其人素有瘀伤宿血，在胸膈中，舌色必紫而暗，按之潮湿，当加散血之品，否则瘀血与热相搏，阻遏正气，遂变如狂发狂之症。若紫而肿大者，乃酒毒冲心。舌若淡红无色，或干而色不荣者，乃是胃津伤，而气无化液也，当用炙甘草汤，不可用寒凉药。舌苔不燥，自觉闷极者，属脾湿胜也，或有伤痕血迹者，必问会经搔挖否，不可以有血，而便为枯症，仍从湿治，可也。再有神情清爽，舌胀大不能出口者，此脾湿胃热郁极而毒延于口也，用大黄磨入当用剂内，则舌胀自消矣。舌无苔，而有如烟煤隐隐者，慎不可忽视，如口渴烦热而燥者，平时胃燥也不可攻之，宜甘寒益胃。若不渴肢寒而润者，乃挟阴病，宜甘温扶中。此何以故？外露而里无也！若舌白如粉而滑，四边色紫绛者，温疫病初入募原，未归胃腑，急急透解，莫待传入而为险恶之症，且见此舌者，病必见凶，须要小心。《温热论》节录。

《伤寒舌鉴》，张路玉长子张登诞先氏《汇纂》，书止一卷，共舌图一百二十，按舌苔但有白黄黑三者而已。杜清碧推广敖氏验舌法，为三十六图，其中又增纯红舌、其余等舌，已半属无据。今广至一百二十图，何其多欤！就其中，言紫色舌、蓝色舌，亦甚有理，益热极则色紫，寒极则色蓝，蓝者，微青色也。至其言灰色、微酱色二舌，亦甚不必。盖灰色即淡黑，微酱色，即深紫也。张氏每借一色，即化为数十图，何其穿鉴。《辨注》○按：张书，系本于申斗垣《舌辨》，而稍加修饰者，盖验舌之法，不宜多端。《金镜》诸图，实眩人心目，而此言稍得其当，故附载于此。

察　齿

温热之病，看舌之后，亦须验齿。齿为肾之余，龈为胃之络，热邪不燥胃津，必耗肾液，且二经之血，走于此处。病深动血，结瓣于上，阳血色紫，紫如干漆，阴血色黄，黄如酱瓣，然豆瓣色者多险，惟症尚不逆者，犹可治，否则难治矣，此何故耶？盖阴下竭阳上厥也。齿若光燥如石者，胃热甚也；若如枯骨色者，肾液枯也，为难治。咬牙而脉证皆衰者，胃虚无谷以内荣也。

若齿垢如灰糕样者，胃气无极，津亡而湿浊用事，多死。初病齿缝流清血痛者，为胃火冲激；不痛者，为龙火内燔，齿焦无垢者死。齿焦有垢者，肾热胃劫也，当微下之。《温热论》

察声语言气息

凡察病者，声以清朗如平日者，吉。声重鼻塞者，伤风也；声如甕中出者，中湿也。言迟者，风也；言骤者，火也。声瘖不出而咳者，水寒伤肺也；声哑如破而咳者，客寒里热也；骤然声瘖，而咽痛如刺，不肿不赤，不发热，二便清利者，阴寒也；骤然聋瘖，而赤肿胀闭，或发热便秘者，龙火也。《续论》此说欠精核。

舌燥而语言不清，因燥而不清，可治；舌润而语言不清，所谓口虽欲言，舌不得前，死症也。《直解》

手足并冷，脉息沉细，口鼻气息短少，所说语言轻微，无力接续，或鼻息出入之气且促，或气短少，难以应息数者，皆元气将脱也。若神昏上气促急，或吃逆[①]不止，神昏不知人事者，死也。《蕴要》

有神思似清，而时昏愦，或语次间，忽作鼾声者，大危候也。《西塘感证》

察　身

凡病人身轻，自能转动者，易治；若身体沉重，不能转侧者，多难治

① 吃逆：病名，即呃逆。

也。盖阴症则身重，必足冷而蜷卧恶寒，常好向壁卧，闭目不欲向明，懒见人也。又中湿风湿，皆主身重疼痛，不可转侧，要当辨之也。大抵阳症，身轻而手足和缓，开目而欲得见人也，为之可治。若头重视身，此天柱骨倒，而元气败也。凡病人皮肤润泽者生，枯燥者死。《蕴要》

察胸腹满痛诸证，详见次卷

胸者，里也，可以观邪之传与不传也。何者？先看目舌，次问病人胸前痛胀否，若胸前不痛满，知邪不在半表半里；若胀满未经下者，即半表半里症也；已下过而其痛甚者，即结胸症也。如邪在表，焉有胸痛胀满之理？吾故曰：胸者，可以知邪传与不传也。《五法》

腹者，至阴也，乃里症之中，可以观邪之实与不实也。既问胸前明白，次则以手按其腹，若腹未痛胀者，知邪不会入里，入里必胀痛。若邪在表及半表半里，腹焉得痛胀乎？若腹胀不减，及腹痛不止，此里症之实，方可攻之。若腹胀时减，痛则绵绵，次里症犹未实也。吾故曰：腹者，可以观邪之实与不实也。同上。

小腹者，阴中之阴，里症之里，可以观邪之结实也。既问其胸腹，后以手按其小腹。盖小腹藏糟粕之处，邪至此必结实。若小腹未硬痛者，知非里症也。若邪已入里，小腹必硬痛，硬痛而小便自利，蓄血症也，宜桃仁承气攻之。若小腹绕脐硬痛，小便数而短者，燥粪症也，当以大承气汤攻之。若小腹胀满，大便如常，但此尿涩而不通，故小腹胀满当大利之。若在表，及在半表半里，岂有小腹硬痛之理。同上。〇临初曰：直中阴证，亦有小腹痛者，但不硬实耳，当随证辨之。

中胃按之则痛，世医便谓有食。夫胃为水谷之海，又为食廪之官，胃果有食，按必不痛，试将饱食之人，按之痛否？惟邪气内结，正气不能从膈出入，按之则痛。又胃无谷神，脏气虚而外浮，按之亦痛。若不审邪正虚实，概谓有食，伤人必多。又按者，轻虚平按，若按不得法，加以手力，未有不痛者。《张志聪集注》

察大小便

医者欲知病人脏腑，必要问其从内走出者，故凡病当验二便。仲景以小便不利，小便赤，定伤寒里热。以小便利、小便白，定里无热。以大便不通、大便硬，定其里热。自下利、下利厥冷，定其里寒。故治病以二便定人寒热，以二便定人燥湿，以二便定人虚实，再无差误。然论二便，亦宜细详，例如大便干结，知其热矣，然大便滑泄黄色为热，人多忽之矣。小便黄赤知其热矣，然小便色白而混浊，亦为热，人多忽之矣。又如大便干结，知其然矣，亦有血枯津竭，用不得苦寒者。又如小便黄赤，知其热矣，亦有食滞中焦，黄赤混浊，用寒凉反不清，用香燥辛温，而清利者。《大白》

有头疼身热，手足冷，口燥，大便结，面赤，小便淡黄，而反为阴症者；有头不疼，身不热，手足冷，口燥，大便结，面赤，小便淡黄，而反为阴症者；有头不疼，身不热，手足冷，腹泻，而反为阳症者。则火极似水，水极似火，似是而非，将何以辨之乎？只辨其大小便而已。大便结，而小便赤者，阳结也，阳症也。大便结，而小便白者，亦阴结也，阴症也。大便虽泻，而中有小结屎，傍流清黄水者，协热痢也，亦阳症也。此即热结旁流，以为协热痢者，误。大便泻，而其色白，其形柔耎[①]稀薄，内无小结块，亦无清黄水者，阴症也。小便淡黄带白，而诸症未极，大便虽难下利，而未至厥逆，谵语者，阳症也；小便淡黄带白色，而诸证已极，大便结燥，面带浮阳，烦躁欲坐泥水中者，下痢黑色杂色，带清白水，如鸭溏者，亦阴症也。《纲目》

伤寒病在表，则大便如常；病传里，则大便方实；邪热入深，则又燥而坚矣。若热蓄于胃，胃土燥烈津液汍耗，故大便秘涩而不通，治宜咸苦寒之药以泄之。若寒伤于胃，胃土阴凝，血结冻结，故大便闭塞而不通，治宜辛甘热之剂以温之。又有瘥后食早，胃气不胜，而不能运化，致大便之不通者，必当分轻重，以消导之。病久血少，肠胃燥涩，而不克运行，致大便之不通者，必当辨老壮以滋润之。《明条》

热结傍流，协热下利，大便闭结，大肠胶闭，总之邪在里，其证不同者，在乎通塞之间耳。《瘟疫论》四证，详出阳明病。

初便褐色者，重；再便深褐色者，愈重；三便黑色者，为尤重。色变者，以其火燥也，如羊血在日色中，须臾变褐色，久则渐变，而为黑色，即此意也，当详察之。《医纲》引《海藏》。

邪热燥结，色未尝不黑，但瘀血则溏，而黑黏如漆，燥结则鞕；而黑晦如煤，此为明辨也。《准绳》

---

① 耎（ruǎn，音软）：是一个汉语词语，指软弱。

大便不解，人皆以为热，不知寒凝欲结，亦不大便，如脉弦而紧，舌白而滑，腹不满，口不渴，此虚寒也。虽一二十日不大便，照常饮食，切不可饿，温补果足，元气复，便自解矣。《直解》

医治伤寒，多问其小便利不利、赤不赤，以别其阴阳。亦有小便自利，遍数多，所出自少，色不甚清，不可因其利而遂谓之阴，必是小便如常，清而不赤，又无诸阳证，方信里之无热。若病在太阳，身体热，太阳属膀胱，未有小便不赤者，不可因其赤，遂谓之实热。必是小便如灰汁，或如陈酒，或如血色，无诸表证，方见其热已入里。又有因发汗过多，津液枯竭，以致小便不利或涩而赤，医者往往利之，重竭其津液。又阳明病不大便，而小便赤涩，或误利其小便，则津液愈无，胃愈干燥，此又利小便之戒。《要诀》○《绪论》云：汗后亡津液，胃中干，与阳明汗多者，若误利之，重耗其阴，反致泉竭，多有涓滴不遇而死者。

小便之多者，似乎无热。其色尚有黄赤者，或阴寒在里，气化不行，小便短少，而色亦有黄者。总之，小便多，则其色渐淡，少则其色便黄，又不可以阴阳寒热拘也。大约小便多者，为无热或热在血分，而无伤于气分耳。小便少者，阴阳寒热皆有之，当以他证合辨，则庶乎其不差矣。《溯源集》

有尿如苏木汁者，俗人不识，认为尿血，非也，此缘膀胱热甚，故其尿色赤，而独与血相似也。待其邪热退，其小便自然清矣。《明条》

卷　三

辨　证

恶　寒

伤寒恶寒，何以明之？恶寒者，风寒客于营卫之中也。惟其风寒客于营卫，则洒淅然恶寒也，惟其营卫之受风寒，则啬啬然不欲舒也。其恶寒者，非寒热之寒也，又非恶风也。且恶风者，见风至则恶矣，得以居密室之内，帏帐之中，则坦然自舒也。至于恶寒者，则不时风而寒，虽身大热，而不欲去衣者是也。寒热之热，谓寒热更作，热至则寒至矣。其恶寒，虽发热，而不欲去衣也，甚则至于向火被覆，而犹不能遏其寒也。所以然者，由阴气上入阳中，或阳微，或风虚相搏之所致也。恶寒一切属表，虽里证悉具，而微恶寒者，亦是表未解也，犹当先解其外。俟不恶寒，为外解，乃可攻里也。经曰：发热而恶寒者，发于阳也，无热而恶寒者，发于阴也。谓如伤寒，或已发热，或未发热，必恶寒者，谓继之以发热，此则发于阳也。若恶寒而蜷，脉沉细而紧者，此则发于阴者也。在阳者可发汗，在阴者可温里。恶寒虽悉属表，而在表者，亦有虚实之别。若汗出而恶寒者，则为表虚；无汗而恶寒者，则为表实。表虚可解肌，表实可发汗。又有止称背恶寒者，背为胸中之府，诸阳受气于胸中，而转行于背。《内经》曰：人身之阴阳者，背为阳，腹为阴，阳气不足，阴寒气盛，则背为之恶寒。若风寒在表，而恶寒者，则一身尽寒矣。但背恶寒者，阴寒气盛可知也，经所谓少阴病一二日，口中和，而背恶寒者，当灸之，处以附子汤者，是矣。又或乘阴气不足，阳气内陷入阴中，表阳新虚，有背微恶寒者，经所谓伤寒无大热，口燥渴，心烦，背微恶寒者，白虎加人参汤主之者是也。二者，一为阴寒气盛，一为阳气内陷，又何以明之也？且阴寒为病，则不能消耗津液，故于少阴病，则口中和，及阳气内陷，则热烁津液为干，故太阳则口燥舌干而渴也。二者均是

背恶寒，要辨阴阳寒热不同者，亦于口中润燥可知。《明理》

恶　风

伤寒恶风，何以明之？《黄帝针经》曰：卫气者，所以温分肉，充皮肤，肥腠理，司开阖者也，风邪中于卫也，则必恶风。何者？以风则伤卫，寒则伤营，为风邪所中于分肉，不温而热矣，皮毛不充而缓矣，腠理失其肥，则疏而不密，开阖失其司，则泄而不固，是以恶风也。是恶风、恶寒二者，均为表证。其恶风，则比之恶寒而轻也。恶寒者，啬啬然憎寒也，虽不当风，而自然寒矣；恶风者，谓常居密室之中，帏帐之内，则舒缓而无所畏也，一或用扇，一或当风，淅淅然而恶者，此为恶风者也。恶寒则有属于阳者，有属于阴者，及其恶风者，悉属于阳，非若恶寒之有阴阳也。三阴之证，并无恶风者，以此也。恶风虽悉在表，而发散又自不同，若无汗而恶风者，为伤寒，当发其汗；若汗出而恶风者，则为中风，当解其肌。里证虽具，而恶风未罢者，皆当先解其外也。又有发汗多亡阳，与其风湿，皆有恶风之证，盖以发汗多漏不止，则亡阳外不固，是以恶风也，必以桂枝加附子汤，温其经而固其卫。风湿相搏，骨节疼烦，湿胜自汗，而皮腠不密，是以恶风也，必以甘草附子汤，散其湿而实其卫。由是观之，恶风属乎卫者，可知矣。《明理》

发　热

伤寒发热，何以明之？发热者，谓怫怫然发于皮肤之间，熇熇然散而成熟者是也。与潮热寒热，若同而易，与烦躁相类而非。烦躁者，在内者也。潮热之热，有时而热，不失其时；寒热之热，寒已而热，相继而发。至于发热，则无时而发也，有谓翕翕发热者，有谓蒸蒸发热者，此则轻重不明，表里之区别尔。所谓翕翕发热者，谓若合羽所覆，明其热在外也，与桂枝汤，发汗以散之。所谓蒸蒸发热者，谓若熏蒸之蒸，明其热在内故也，与调胃承气汤，攻下以涤之。其发热属表者，即风寒客于皮肤，阳气怫郁所致也。观其热所从来，而汗下之证，明其辨焉。若热先自皮肤而发者，知邪气之在外也；若热先自里生，而发达于表者，知邪气之在里也。举斯二者，为邪气在表在里，而发热也。惟其在表在里，俱有发热，故邪在半表半里者，亦有发热之证，何者？以表证未能，邪气传里，里未作实，是为半表半里。其发热者，或始自皮肤，而渐传里热；或始自内热，而外连于表。盖邪气在表发热者，则表热里不热也；邪气在里发热者，则里热甚，而达于表也。其在半表半里发热者，则表里俱发热，而但热又轻于纯在表者也。经虽云发热恶寒者，发于阳也，无热恶寒者，发于阴也。然少阴病始得之，亦有反发热者，然亦属其表也，特与麻黄细辛附子汤，发其汗者，是已。发热为伤寒之常也，一或阴阳俱虚，与下利新汗后，又皆恶其发热也。经云：脉阴阳俱虚，热不止者死，下利发热者亦死。《内经》云：汗出则复热，而脉燥疾，不为汗衰，狂言不能食，此名阴阳交，交者死也，斯亦发热也。讵可与寻常发热一概而论耶，医者更当明辨之！《明理》

寒　热

伤寒寒热，何以明之？寒热者，谓往来寒热也。往来寒热属半表半里之证，邪居表多则多寒，邪居里多则多热，邪气半在表半在里，则寒热亦半矣。审其寒热多少，见其邪气浅深矣。小柴胡汤专主往来寒热，而又立成诸加减法，亦为邪气在半表半里，未有定处，往来不常。又寒热如疟，与夫发热恶寒，皆似而非也。然寒热如疟者，作止有时者也，及往来寒热，则作止无时，或往或来，日有至于三五发者，甚者十数套，与其疟状，有以异也。至于发热恶寒者，为发热时，恶寒并不见，恶寒时，热不见也，不若此热已而寒，寒已而热者。《明理》原论寒热所由，义不莹，不录。

潮　热

伤寒潮热，何以明之？若潮水之潮，其来不失其时也，一日一发，指时而发者谓之潮热。若日三五发者，即是发热，非潮热也。潮热属阳明，必于日晡时发者，乃为潮热。阳明者胃，属土，应时则王于四季，应日则王于未申。经曰：阳明居中，土也，万物所归，无所复传，盖邪气入胃，谓之入府，府之为言，聚也。若府库之府焉，邪气入于胃，而不复传，邪气郁而为实，热随王而潮，是以日晡所发潮热者，属阳明也。《明理》此系节录，以下所引多然。

经云：日晡所发潮热者，胃家实也，此属阳明当下证。然亦有每至晡时发热，五更复退，而大便自利，用姜附辛热剂而愈。岂可以日晡潮热，遂谓

之阳，遂谓之实，要须以他证参之。愚会治患人沈其姓之子，乃所亲见而亲试者也。《要诀》

自汗病后自汗，见“余证”中

伤寒自汗，何以明之？自汗者，谓不因发散，而自然汗出者是也。自汗之证，有表里之别焉，虚实之异焉。若汗出恶风，及微恶寒者，皆表未解也，必待发散而后愈。至于漏不止而恶风，及发汗后恶寒者，又皆表之虚也，必待温经而后愈。诸如此，皆邪气在表也，若汗出不恶寒者，此为表解，而里未和也。经曰：阳明发热汗出，此为越热。又曰：阳明病，发热汗多者，急下之。又非若邪气在表，而汗出之可缓也，伤寒自汗之证为常也。设或汗出发润，与其出之如油，或大如贯珠者，身出而不流，皆为不治之证也，必手足俱周遍身悉润漐漐[①]然，一时间许，烦热已而身凉和乃为佳矣。此则阴阳气和，水升火降，营卫通流，邪气出而解者也。《内经》曰：阳之汗，以天地之雨名之此之谓也。《明理》

自汗者，不因发散，自然汗出也，伏邪中溃，气通得汗，邪欲去也。若脉长洪而数，身热大渴，宜白虎汤，得战汗方解。若里证下后，继得自汗，虽二三日不止，甚者四五日不止，身微热，热甚则汗甚，热微汗亦微，此属里。若误认为表虚自汗，辄用黄芪实表，及止汗之剂，则误矣。有里证，时当盛暑，多作自汗，宜下之。若面无神色，唇口刮白，表里无阳证，喜热饮，稍冷则畏，脉微欲绝，忽得自汗，淡而无味者，为虚脱，夜发则旦死，旦发则夜亡，急当峻补，补不及者死。《瘟疫论》

盗汗病后盗汗，见“余证”中

伤寒盗汗，何以明之？盗汗者，谓睡而汗出者也。自汗则不，或睡与不睡，自然而出也。及盗汗者，不睡则不能汗出，方其睡也，溱溱然出焉，醒则止而不复出矣。杂病盗汗者，责其阳虚也。伤寒盗汗者，非若杂病之虚，是由邪气在半表半里使然也。何者？若邪气一切在表干于卫，则自然汗出也。此则邪气侵行于里，外连于表邪，及睡则卫气行于里，乘表中阳气不

① 漐漐（zhí zhí，音执）：汗浸出不住的样子。

致，津液得泄，故但睡而汗出，醒则气散于表，而汗止矣。经曰：微盗汗出，反恶寒者，表未解也。又阳明病，当作里实。而脉浮者，云必盗汗，是犹有表邪故也。又三阳合病，目合自汗，是知盗汗，为邪气在半表半里之间，明矣。且自汗，有为之虚者，有为之实者，其于盗汗之证，非若自汗有实者，悉当和表而已，不可不知也。《明理》

凡人目张，则卫气行于阳，目瞑则卫气行于阴。行阳谓升发于表，行阴谓敛降于内，今内有伏热，而又遇卫气，两阳相搏，热蒸于外，则腠理开，而盗汗出矣。《瘟疫论》

头　　汗

头汗之证有二：一为邪热上壅，一为阳气上脱也。盖头为诸阳之会，凡伤寒偏身得汗者，谓之热越；其身无汗，则热不得越，而上蒸阳分，故但头汗出也。治热蒸者，可清可散，甚者可下，在去其热，而病自愈。至若气脱一证，则多以妄下伤阴，或克化太过，或泄泻不止，以致阴竭于下，则阳脱于上。小水不通，而上见头汗，则大危矣。《景岳》此系节《明理》论文。

手足汗

伤寒手足汗出，何以明之？四肢者，诸阳之本，而胃主四肢。手足汗出者，阳明之证也，阳经邪热，传并阳明，则手足为之汗出。阳明为津液之主，病则自汗出。其有自汗出者，有但头汗出者，有手足汗出者，悉属阳明也。何以使之然也？若一身自汗出者，谓之热越，是热外达者也。但头汗出者，是热不得越，而热气上达者，及手足汗出者，为热聚于胃，是津液之傍达也。《明理》

无　　汗

伤寒无汗，何以明之？腠理者，津液凑泄之所为腠，文理缝会之中为理。津液为风暑湿气所干，外凑皮腠者，则为自汗出；若寒邪中经，腠理致密，津液内渗，则无汗。无汗之由，又有数种，如伤寒在表，及邪行于里，或水饮内蓄，与亡阳久虚，皆令无汗。其邪气行于里无汗者，为邪气在表，熏发腠理，则汗出，邪气内传，不外熏发者，则无汗；其水饮内蓄，而无汗者，为水饮散而为津液，津液布渗而为汗，既水饮内蓄而不行，则津液不足而无汗。其阳虚无汗者，诸阳为津液之主，阳虚则津液虚少，故无汗。如是者，理之常也，又焉得为异哉。一或当汗而不汗，服汤一剂，病证仍在，至于服三剂，而不汗者，死症也。又热病脉躁盛，而不得汗者，黄帝谓阳脉之极也，死兹二者，以无汗为真病，讵可与其余无汗者，同日而语也。《明理》

胸胁满胸满治法，见“兼变”中“结胸”

伤寒胸胁满，何以明之？胸胁满者，谓胸胁间气塞满闷也，非心下满者也。胁满者，谓胁肋下气胀填满也，非腹满者也。邪气自表传里，必先自胸膈，以次经心胁而入胃，邪气入胃，为入府也，是以胸满多带表症。胁满者，当半表半里症也，盖胸中至表犹近也，及胁者则更不言发汗，但和解而已。大抵胸胁满，以邪气初入里，未停留为实，气郁积而不行，致生满也，和解斯可矣。若邪气留于胸中，聚而为实者，非涌吐则不可已。《明理》

凡膻中不足者，多言则气怯，感邪即胸膈不舒，少与枳朴，反见痞结，中土不足者，受邪最易动泄，遂成满结。若此者，皆未尝快下，而成满结也。《医级》

心下满

凡心下满者，正在心之下胃之上也，此自满而非下之所致。若因下早而致满者，此为痞气。凡心下满者，以手按之揉之，则散而软者，此虚气也。若按之汩汩有声而软者，此有停水也。若按之硬痛者，有宿食也。《蕴要》

腹满

伤寒腹满，何以明之？腹满者，俗谓之肚胀是也。华佗曰：伤寒一日在皮，二日在肤，三日在肌，四日在胸，五日在腹，六日入胃，入胃谓入腑也，是在腹也。犹未全入里者，虽腹满为里证，故亦有浅深之别。经曰：表已解而内不消，非大满犹生寒热，则病不除，是其未全入腑。若大满大实，坚有燥屎，自可除下之，虽四、五日，不能为祸，谓之邪气已入腑也。伤寒邪入腹，是里证已深，故腹满乃可下之者多矣。虽曰腹中满痛者，此为实也，当下去之，然腹满不减者，则为实也，若腹满时减者，又为虚也，则不可下。经曰：腹满不减，减不足言，当下之。《金匮要略》曰：腹满时减复如故，此虚寒从下上也，当以温药和之。盖虚气留滞，亦为之胀，但比之实者，不至坚痛也，大抵腹满属太阴证也。阳热为邪者，则腹满而咽干；阴寒为邪者，则腹满而吐，食不下，自利益甚，时腹自痛。太阴者脾土也，治中央，故专主腹满之候。又发汗吐下之后，因而成腹满者，皆邪气乘虚内客为之，而所主又各不同。原此辨厚朴生姜甘草半夏人参汤、调胃承气汤、栀子厚朴汤，三方所主，腹满之异，文繁不录。

凡为医者，要识邪气所起所在。审其所起，知邪气之由来，观其所在，知邪气之虚实。发汗吐下之不瘥，温补针艾之适当，则十全之功，自可得也。《明理》

伤寒少腹满者，何以明之？少腹满者，脐下满是也，少腹者，下焦所治。《难经》曰：下焦者，当膀胱上口，主分别清浊，其治在脐下。邪气自上而下，至于下焦，结而不利，故少腹满也。胸中满，心下满，皆气尔，即无物也。及腹满者，又有燥屎为之者。至于少腹满者，非止气也，必有物聚于此，而为之满尔。所谓物者，尿与血尔，邪气聚于下焦，则津液不得通，血气不得行，或尿或血，留滞于下，是生胀满，而硬痛也。若从心下至少腹，皆硬满而痛者，是邪实也，须大陷胸汤下之。若但少腹硬满而痛，小便利者，则是蓄血之症。小便不利者，则是尿涩之症，渗之利之，参酌随宜，可为上工。同上。

凡腹满者，腹中胀满也。若以手按之，坚硬而痛不可按者，为实；可按可揉，内软者虚也。《蕴要》

结胸从心下起，至少腹硬满而痛，与腹满类也。然结胸按之则痛，手不可近；腹痛举按常痛，手近不甚也。又痞亦从心下起至少腹，亦与满类也。然痞或止留心下；腹满但在腹之中也，有此为异，随证宜审。《准绳》

腹　痛

邪气入里，与正气相搏，则为腹痛。盖阳邪传里而痛者，其痛不常；阴

寒在内而痛者，则痛无休时，欲作利也，当以热剂温之。有燥屎宿食为痛者，则烦而不大便，腹满而痛也，则后用下。《六书》

凡伤寒腹痛者，必须验其寒热下药。若初得病身热，后加以口干喜饮冷，大便闭，小便赤，躁烦脉滑数，此有宿粪。《难经》曰：痛为实。仲景论时满时痛之症，有曰痛甚者加大黄，意可见也。若初得病，身冷厥逆，脉来沉细，冷汗自出者，方是阴证，虽宜热药，亦须消息轻重而用之。《明条》

腹痛，不可按不可揉者，实也；可按可揉者，虚也。时痛时止者，实也；痛无休息者，虚也。凡阳邪传里，里气作实，腹胀大便硬者，实也；阴邪传里，里气停寒，腹软泄泻者，虚也。脉来滑大有力者，实也；弦细无力者，虚也。又当分大、小、少三腹而治之，若大腹痛者，即心腹，而有寒邪食积也；小腹痛者，即脐腹，而有邪热燥粪也；少腹痛者，即脐以下，而有瘀血结溺也。各从其寒热虚实而治，热者清之，寒者温之，实者下之，虚者补之。《活人书》云：伤寒腹痛，当分四症而治，此其法也。同上。〇按：此分三腹，未知何出，原更配之三阴，最属牵强，不录。

亦有虚寒之人患腹痛，服温补药而相安，时止时作，痛仍不解，甚则利清水，或白沫，此虚中有实，或先有宿食，在肠不会去，或病中肠胃虚，不能运化，所食之物，停于肠中，即一二块宿粪，亦能作楚，宜用温补药，煎好去渣，入大黄一钱，不甚虚者，可加一钱五分，滚四五沸服之，宿食自下，正气不伤，而病随愈，此屡试屡验之妙法也。《绪论》

渴当参“杂载　渴与水法”

凡渴问其所饮，欲冷欲热，欲多欲少。若饮多而欲冷者阳渴也，更须审其有何证在经也。阴亦有自利而渴，但阴有渴，古人多用冷剂，以其皆挟阳气耳。然亦有下利清谷，不系热利，纯是阴证，而反见渴者，此是阴在下，隔阳于上兼因泄泻，津液既去，枯燥而渴，其人虽引饮，所饮自少，而常喜温，不可投冷剂。《要诀》

病人有实热而渴者；有气虚自汗过多，或误发汗，津液顿亡而渴者，名曰血渴。治法不同，假令血热发渴，外症四肢有热，小便赤涩。虚实辨疑。

刘氏曰：大抵阴虚，烦躁发渴，不能饮水，或有勉强饮下，良久复吐出或饮水而呕，或哕逆者，皆内寒也。盖无根失守之火，游于咽嗌之间，假作

躁渴，则不饮水也，或为能饮不吐，复欲饮者，热也。《选录》

有一等中气虚寒，寒水泛上，逼其浮游之火，于咽喉口舌之间者，渴欲引饮，但饮水不过一二口即厌，少顷复渴，散亦不过若此，盖上焦一段欲得水，救至中焦，则以水见水，正其所恶也。《西塘感症》评。

烦躁虚烦如狂，见“阳明病”；阴极发躁，见“少阴病”

伤寒烦躁，何以明之？烦为扰扰而烦，躁为愤躁之躁，合而言之，烦躁为热也。析而分之，烦也躁也，有阴阳之别焉。烦，阳也；躁，阴也。烦为热之轻者，躁为热之甚者。经有烦疼、烦满、烦渴、虚烦，皆以烦为热也。有不烦而躁者，为怫怫然便作躁闷，此为阴盛隔阳也，虽大躁欲于泥水中卧，但饮水不得入口者。是矣所谓烦躁者，谓先烦渐至躁也；所谓躁烦者，谓先发躁而迤逦复烦者也。烦躁之由，又为不同，有邪气在表而烦躁者，有邪气在里而烦躁者，有因火劫而烦躁者，有阳虚而烦躁者，有阴盛而烦躁者，皆不同也。烦躁为常有之疾，复有诸不治之症，临病者之侧，又当熟审焉。《明理》

有汗之烦躁，里症也，宜清热。无汗之烦躁，表症也，宜散表。脉浮之烦躁，表症也，宜散表。脉伏之烦躁，伏邪也，宜升提。沉数之烦躁，里热也，宜清热。沉迟之烦躁，里寒也，宜温经。《大白》

有脉数心烦而燥，至夜不宁者，为血虚，芍药甘草汤。有昼日烦躁，至夜安静者，为阳虚，干姜附子汤。有误用姜附而烦躁，虚则升阳散火，实则黄连解毒。若烦躁极脉乱者，勿治也。《绪论》

凡见厥冷下利，谵语遗尿直视，躁不得卧，其脉无力欲绝者，不治。凡先烦后躁可治，先躁后烦死，独躁不烦者死。更有卧寐不宁者，乃胃中津液干枯，不能内营其魂魄也，惟为生津俾胃，和而卧自安也。《锦囊》

昼夜偏剧

凡病昼静夜剧者，热在血分。若夜静昼剧者，此热在气分。若昼夜俱剧者，此热在气血之分也。若有表证，不得汗出，昼夜不得安，脉浮数者，宜发汗则愈。若有里实，大便不通，燥粪结聚，发躁昼夜不得安，则宜下之则愈。《蕴要》

谵 语

伤寒谵语，何以明之？谵者，谓呢喃而语也，又作谓妄有见而言也，斯皆真气昏乱，神识不清之所致。夫心藏神，而心主火，病则热气归焉。伤寒胃中热盛，上乘于心，心为热冒，则神昏乱而语言多出，识昏不知所以然，遂言无次，而成谵妄之语。轻者，睡中呢喃；重者，不睡亦语言差谬。有谵语者、有独语者、有狂语者、有语言不休者、有言乱者，此数者，见其热之轻重也。谵语与独语，虽间有妄错之语，若与人言有次，是热未至于极者也。经曰：独语如见鬼状，若剧者，发则不识人，是病独语未为剧也。狂语者热甚者也，由神昏而无所见觉，甚则至于叫喊而言语也。言语不休者，又其甚也。至于乱言者，谓妄言骂詈，善恶不避亲疏，为神明已乱也。经曰：诸逆发汗，微者难瘥，剧者言乱，是难可复制也。谵语之由，又自不同，皆当明辨之，有被火劫谵语者，有汗出谵语者，有下利谵语者，有下血谵语者，有燥屎在胃谵语者，有三阳合病谵语者，有亡阳谵语者，诸如此者，脉短则死，脉自和则愈，又身微热，脉浮大者生，逆冷脉沉细，不过一日死。○按：此二句，本于《十七难》。

实则谵语，气收敛在内，而实者本病也。或气上逆而喘满，或气下夺而自利者，皆为逆也。经曰：直视谵语喘满者死，下利者亦死，谓其正气脱绝也。能知虚实之诊，能识逆从之要，治病疗病，则不失矣。《明理》

谵语者，颠倒错乱，言出无伦，常对空独语，如见鬼状；郑声者，郑重频繇，语虽谬，而谆谆重复不自已，年老之人，遇事则碎语不休，以阳气虚也。二者本不难辨，须以他证别之。大便秘，小便赤，身热烦渴而妄言者，乃里实之谵语也。小便如常，大便洞下，或发躁，或反发热，而妄言者，乃阴隔阳之谵语也。此谵语郑声，虚实之所以不同也。《要诀》

谵语者，谓乱语无次第，数数更端也。郑声者，谓郑重频烦也，只将一句旧言，重叠烦言之，终日殷勤，不换他声也。盖神有余，则能机变而乱语，数数更端，神不足则无机变，而只守一声也。成无己谓郑声为郑卫之声，非是。《医纲》

经曰：实则谵语，虚则郑声，是郑声亦谵语也。其所以分郑声与谵语者，在乎虚实，其所以别虚与实者，在乎声之轻重耳。歌哭怒笑，其声长而有力，身轻能自转侧坐起，不大便，脉滑而长，或缓而有力，脉不数，此实则谵语也，宜黄连、石膏之类，如胃中有燥屎，不大便，宜大承气汤，证虽怪异，一二剂即愈。若夫似睡非睡之间，或昏或清，似语非语，即所言者，或平日所做之事，或无稽之谈，问亦不知，其声轻微而无力，即《素问》所谓，言而微，终日复言者是也。脉必大而散，或数而无力，或细而迟，此虚则郑声也，宜用参附之类，非数十剂，不能收功。然亦有大实症，狂言狂走，宜细审之。《直解》

凡谵语，无实热燥结可攻者，皆不可治。下后谵妄，虽稍缓仍不止，若未见溏粪者，为下未尽更下之。《绪论》

又有不系正阳明，似困非困，间时有一二声谵语者，当随证施治。外有已得汗，身和而言妄者，此是汗出后，津液不和，慎不可下。乃非阳非阴者，宜小柴胡汤和建中汤各半贴，和营卫通津液。《要诀》

余子秉淦，每感风寒，必善作谵语，若不习知者，遇此认为里证，妄施攻下，宁有不殆者乎。《瘟疫论类编》

多　眠

阴胜主静，静则使人多眠，或蜷卧而眠，或终日不言而眠，均属直中表症。多眠是感邪深重，必见头痛发热，而鼻息气粗。里症多眠，因热冲清道，神思昏昧，然必呼之即醒，不若直中身冷鼻冷，声息微怯，呼之不醒也。《孝慈备览》。凡得汗后，脉静身凉，而好睡者，病之愈候也。《蕴要》○互见“愈候”。

短　气

伤寒短气，何以明之？短气者，气短而不能相续者是矣，似喘而非喘。若有气上冲，而实非气上冲也。喘者，张口抬肩，摇身滚肚，谓之喘也。气上冲者，复里气时时上冲也。所谓短气者，呼吸虽数，而不能相续，似喘而不喘，摇肩似呻吟，而无痛者，短气也。经所谓短气者众，实为难辨之证，愚医莫识之，为治有误者多矣！要识其短气之直者，气急而短促，谓之气短者是也。短气有责为虚者，有责为实者，又有属表，又有属里者，要当审视之。大凡心腹胀满而短气者，邪在里而为实也；腹濡满而短气者，邪在表而作虚也。大抵短气为实，《金匮要略》曰：短气不足以息者实也。又水停心下，亦令短气，《金匮要略》曰：食少饮多，水停心下，微者短气。即此观之，短气之由亦众矣，必审其形候，使的而不惑，必审其邪气，在表里之不瘥，随症攻之，了无不愈者矣。《明理》

动　　气

伤寒动气，何以明之？动气者，为筑筑然动于腹中者是矣。脏气不治，随脏所主，发泄于脐之四旁，动跳筑筑然，谓之动气。《难经》脾内证，当脐有动气。经特曰：脐之四旁动气，不可汗下，独不言脾候。当脐有动气者，以脾者中州，为胃以行津液，发汗吐下，犹先动脾，况脾家发动气者，讵可动之也，所以特不言之也。伤寒所以看外证为当者，盖不在脉之可见，必待问之可得者，发汗吐下，务要审谛，举此动气，类可知矣。《明理》

战栗战汗，详见“少阳病”篇中

伤寒战栗，何以明之？战栗者，形相类而实非一也。合而言之，战栗非二也，析而言之，有内外之别焉。战者，身为之战摇者是也。栗者，心战是也。战之与栗，内外之诊也，昧者通以为战栗也，通为战栗，而不知有逆顺之殊。经曰：胃无谷气，脾涩不通，口急不能言。战而栗者，即此观之，战之与栗，岂不异哉！战之与振，振轻而战重也。战之与栗，战外而栗内也，战栗者，皆阴阳之争也。伤寒欲解将汗之时，正气内实，邪不能与之争，则便汗出，而不发战也。邪气欲出，其人本虚，邪与正争，微者为振，甚者为战，战退正胜而解矣。经曰：病有战而汗出，因得解者，何也？其人本虚，是以发战者是也。邪气外与正气争，则为战，战其愈者也。邪气内与正气争，则为栗，栗为甚者也。经曰：阴中于邪，必内栗也。表气微虚，里气不守，故使邪中于阴也。方其里气不守，而为邪中于正气，正气怯弱，故成栗也。战者正气胜，栗者邪气胜也。《明理》

振

伤寒振者，何以明之？振者森然若寒，耸然振动者是也。伤寒振者，皆责其虚寒也。至于欲汗之时，其人必虚，必蒸蒸而振，却发热汗出而解。振近战也，而轻者为战矣。战为正与邪争，争则为鼓栗而战，振但虚而不至争，故止耸动而振也。下后复发汗振寒者，谓其表里俱虚也；亡血家发汗，则寒栗而振者，谓其血气俱虚也。诸如此者，止于振耸尔，其振振欲擗地者，有身为振振摇者，二者皆发汗过多，亡阳经虚，不能自主持，故身为振摇也，又非若振栗之比。《明理》

厥热厥，互见“阳明病”

五六日间，手足逆冷者，此名厥也。厥者，逆也，阴阳不相接，手足逆冷也。阳气衰而阴气胜，阴胜于阳，故阳脉为之逆不通，手足所以逆冷也。伤寒热多厥少者，其病当愈；厥多热少者，其病为进。然有冷热二证，当子细辨认之。热厥，白虎承气；冷厥，四逆、理中、通脉四逆、当归四逆加茱萸生姜汤、白通加猪胆汤，可选用之。冷厥者，初得病者，便四肢逆冷，脉沉微而不数，足多攀卧而恶寒，或自引衣盖覆，不饮水，或下利清谷，或清便自调《活人》，此云：或小便数，外证多惺惺而静，脉虽沉实，按之迟弱，知冷厥也。其热厥者，初中病必身热头痛，外别有阳证，至二三日《活人》○此云：乃至四五日方发厥，厥至半日却身热《活人》○此云：盖热气深，则方能发厥，须在二三日后也，若微厥即发热者，热微故也，脉虽沉伏，按之滑《元戎》引张翼云，其伏热在内而厥者，脉虽沈伏，按之至骨，宜来数也，此为里有热○《活人》此云：其人或畏寒，或饮水，或扬手掷足，烦躁不得眠，大便秘，小便赤，外证多昏愦者，知其热厥也。《通真子括要》《治例》引高保衡。

孙兆云：阳病极热而厥，毕竟脉紧，外证须狂语扬衣被也。阴厥，按之脉沉迟，而形静也。高保义云：寒厥，则证多静而了了，脉虽伏若实，按之迟而弱也。热厥，外证多昏塞，脉虽伏若实，按之须挟数而有力也。《元戎》

手足逆冷，皆属厥阴，不可下，亦不可汗。有须下证者，谓手足虽逆冷，或有温时，手足虽逆冷，而手足掌心必暖，非正厥也，故可消息汗下也。《总病》

或曰：人之手足，乃胃土之末，凡脾胃有热，手足必热，脾胃有寒，手足必冷，理之常也。惟伤寒乃有厥深热亦深，厥微热亦微之论。何耶？曰：胃寒则手足寒，胃热则手足热，此病之常也。若夫极则变，不可以常道拘也，盖亢则害，承乃制，火气亢极，反兼水化，故有此象耳。阴阳反覆，病之逆从，未可以常理论也。凡经言厥逆、厥冷、厥寒、手足寒冷等语，皆变文耳，不可以论轻重。若言四肢则有异，亦未可纯为寒证。此二句不妥。若厥冷直至臂胫以上，则为真寒无疑矣，急用姜附等药温之，少缓则难疗矣，谓其寒上过乎肘，下过乎膝，非内有真寒，达于四肢而何，然更当与脉并所兼之证参之，庶乎其无误也。凡看伤寒，不可以厥逆便断为寒，必须以脉兼证参之，方知端的。如手足厥逆，兼之以腹痛腹满，泄利清白，小便亦清，口不渴，恶寒战栗，面如刀刮，皆寒证也。若腹痛后重，泄利稠粘，小便赤涩渴而好饮皆热证也，宜详审之。《六书》

凡厥逆可下者，内有燥屎也，必以手按病人脐腹，或硬或满，或痛者是也。甚者，手不可近，或按则叫痛者，有燥屎也。若腹中转气下失，屁出极臭者，有燥屎也。或绕脐刺痛者，有燥屎也。《蕴要》

伤寒血证，亦有四肢发厥，以至昏迷闷绝者，此又不可不知。《总括》

足冷手不冷者，下焦卫气不温也。有下元素虚之人，病伤寒中风，恶寒发热，但阳缩足冷者，当从夹阴例治。亦有两手逆冷，而两足热厥如火者，此阴气衰于下，阳气衰于上，阴阳否隔之兆也。《绪论》〇按：此热厥之厥，可疑。

踡　卧

踡者，曲缩不伸者是也。皆阴寒之极，须在阳经，见是证者，然有表症，亦用温经之剂，桂枝附子是已。况在三阴里寒下利厥逆者乎，四逆之类，奚可缺哉！若有阴无阳者，为不治。《类证》

踡卧，何以寒症？答曰：踡卧者，手足踡而不伸也，即谚云：缩脚卧是也。热则手足舒畅，岂有踡卧之理，惟寒有之。今人冬月独寝，若寒极则踡卧，天气稍暖，则手足稍舒，必揭被露胛，何有踡卧？故见踡卧，即是寒症无疑矣。又问曰：阳经表症，亦有踡卧者，寒耶热耶？答曰：阳经有踡卧者，表中寒深也，须大发表。何以别之？若有头疼发热及诸表症，乃是阳经踡卧，盖阴经踡卧，则外无一毫症，以别之耳。《五法》

筋惕肉瞤治方，见“兼变”中“误治虚乏”

伤寒筋惕肉瞤，何以明之？伤寒头痛身疼，恶寒发热者，必然之证也，其于筋惕肉瞤，非常常有之者，必待发汗过多亡阳，则有之矣。《内经》曰：

阳气者，精则养神，柔则养筋。发汗过多，津液枯少，阳气太虚，筋肉失所养，故惕惕然而跳，瞤瞤然动也。《明理》

若不因汗下，始病便见筋惕肉瞤者，必元气久虚，或失血房劳后及新产感冒，致有是证。若误用表药，必无生理。《绪论》

若不因汗之过多，而其人筋脉惕惕动跳者，此人素禀血少，邪热搏于血脉之中，火主动惕也。曾治一人伤寒，不经发汗，七八日筋脉动惕，潮热尤甚，其肉不瞤，大便秘结不行，小便赤涩，以手按脐傍硬痛，此有燥屎也，以加味大柴胡汤，下之而愈。又一人伤寒十余日，曾三次发汗过多，遂变肉瞤身振摇，筋脉不惕，此汗多气血俱虚也，以加味人参养营汤二剂而愈。又一人汗后，虚烦不得眠，筋惕肉瞤，内有热，以加味温胆汤，治之而愈。大抵在审详虚实而治之也。《蕴症》

循衣摸床

循衣摸床撮空，多是大虚之候，乃精神耗散，不能主持也，不问伤寒杂病，以大剂补之，多有生者。《伤寒论》云：循衣摸床，惕而不安，微喘直视，脉弦者生，涩者死。此乃以脉之弦涩，辨胃气之存亡。缘脉弦则迢迢而长，知其胃气尚在也，故可以大承气下之而愈，然亦危极矣，必脉实症实者，方可行之。《西塘感症》

舌卷囊缩

扁鹊曰：病舌卷囊缩者死。孙真人谓阴阳易病，卵缩入腹，则舌吐出者死。凡囊缩有热极而缩者，亦有冷极而缩者，要在详辨治之。凡热极者，有可下，冷极者，宜急温之，大抵下之宜大承气汤，温之宜附子四逆加吴茱萸汤也，并艾灸关元、气海，葱熨等法救之。《蕴要》

伤寒传至厥阴，邪热内伏，阳气不得外通，所以经脉缩急，反有似乎阴寒之状，以肝主诸筋故也。故凡舌卷囊缩，从三阳热证，传至厥阴，而见此证者，乃肝气燔灼，木受火困，而不得舒缓，为热极危殆之候，男子则囊缩，妇人则乳头缩也。若始病无热，便厥冷无脉，而见此证，乃厥阴虚寒，内则经脉失养，而引急不能舒，外则肢体踡曲，而下部不温，乃肝气垂绝之候。《绪论》

问曰：舌踡囊缩，何以是传经厥阴症？答曰：肝主周身之筋，热邪内灼，则津液枯，不能荣养于筋，故舌踡而囊缩，宜急下之。又问曰：直中症，亦舌踡囊缩，何也？答曰：直中于寒，阳气衰微而敛缩，此冬令万物闭藏之象。今内热消烁，此夏令津液干枯之象，且直中症，脉必沉迟；或见下利清谷，口鼻气冷，诸寒症，邪传厥阴，必烦满消渴之极；或唇焦口燥，身如枯柴，形情大不相同。且直中症，舌虽短缩而润泽，邪传厥阴，则舌敛束如荔枝，必然焦燥，毫无津液。《心悟》以上二说，并本《五法》加详，彼云：热主舒，寒主敛，定理也。直中阴感阳衰，阳衰则不能温其下，故囊缩。

寒深舌卷者姜附，热深舌卷者连栀。剥换由尖及内，症可渐平，四围傍腿留中，胃败变至。《医级》

直　视

直视者，视物而目精不转动者是也，若目精转者，非直视也。水之精为志，火之精为神。目者，心之使也，神所寓焉，肝之外候也，精神荣焉。伤寒目直视者，邪气拥盛，冒其正气，使神智不慧，藏精之气，不上荣于目，则目为之直视。伤寒至于直视，为邪气已极，证候已逆，多难治。

直视为不治之证，目中不了了为可治之候，二者形证相近，其为工者，宜熟视之。《明理》

遗　尿

凡遗尿者，小便自出而不知也。大抵热盛神昏，遗尿者，可治也。若阴症下寒，逆冷遗尿，脉沉微者，多难治。《蕴要》

唇甲青

问曰：唇甲青，何以是直中寒症？答曰：指得血而握，唇得血而赤，今寒中之，致血凝滞不能濡润，唇甲则青。况色之赤者为热，青者为寒，故唇甲青为直中寒症，急温之无疑。又曰：阳厥亦唇甲青，何以别之？答曰：阳厥热深也，热极反厥也，然唇甲似青，实非青色，乃紫黑色也，唇虽紫，口必渴，与之以水则能饮，启唇视之，咽喉如煤，指甲虽紫，必尚微温；若直

中者，唇青而口和，甲青而厥逆。寒热之别，相隔千里，又乌得以热而为寒乎？《五法》

若热毒流入于里，而为热厥，则唇甲亦青，但青中必带深紫，与阴寒之青黑不同。试观产妇，以舌青验子死，唇青验母死，则知青黑为阳气竭绝，不得与青紫浑称也。《绪论》

死　证

温病下利，腹中痛甚者死，不治。厥逆汗出，脉坚强急者生，虚缓者死。

温病二三日，身体热，腹满，头痛，食饮如故，脉直而疾者，八日死。四五日，头痛腹痛而吐，脉来细强，十二日死。八九日，头不疼身不痛，目不赤色不变，而反利，脉来牒牒，按之不弹手时大，心下坚，十七日死。热病七八日，脉不软一作喘不散一作数者，当瘖，瘖后三日，温汗不出者死。热病七八日，其脉微细，小便不利，加暴口燥，脉代，舌焦干黑者死。热病已得汗，常大热不去者亦死。《脉经》○按：此诸证有难得其解者，然原文与《灵枢·热病篇》所叙死证错综，要是属古说，仍姑存之。

伤寒头痛，脉短涩者死。热病腹鞕常喘，而热不退者死。多汗脉虚小者生，鞕实者死。巢源。

汗出如油，口噤肉战，呻吟喘促者死。发斑先赤后黯、面色黧晦不治。

发斑大便自利不治。发黄而变黑不治。张口出气，干呕，骨骸热痛者逆，咳逆不止者不治。头汗内外关格，小便不利，此为阳脱，不治。腹大满而下泄，不治。○按：出《灵枢》。

若脉洪紧而滑，尤可虑，四肢厥逆，脐下绞痛石硬，眼定者逆。《总括》

如发散之时，用药一二剂，汗不得来，就是跡手之病，或大汗不解，复反大热，是谓汗后不解之症，终必难治。至若汗后，宜乎脉和，脉不和缓，而势力反硬者，后必变重，又有汗后大热不静，脉势短数，躁乱不宁，舌无津液，其人七日当战，战不过而死。又有脉势虚大，大而无力者死。又有脉势散乱者死，脉无根蒂者死。又有手诊脉时，抽撤不定者死。又有手诊脉，强硬翻动者死。呃逆不止者死。气急痰喘者死。下后脉大谵语者死。凡此死症，不可枚举。《绳墨》

愈　候

易愈之病，取于神则神清，取于色则色泽，取于声则音长，取于体则身轻，取于皮则肤润，取于脉则和洪，皆一派不死之证，故曰生证也。若有如是之生证，忽然口噤不语，烦躁而甚，六脉停伏，宜谨察之，非变凶也，乃邪正交争，生战汗之候，为将愈之兆也。凡伤寒渴者，多阳证易愈，若忽然饮多，寻常消散无停，知酿汗而作解也。伤寒多不能食，若忽然能食，且脉浮，知胃和邪还于表，而作解也。若不即解者，阴阳未得其时也，子时得之，午时必解，阳济阴生而解也，午时得之，子时必解，阴从阳化而解也。《金鉴》

凡疫邪留于气分，解以战汗；留于血分，解以发斑。气属阳而轻清，血属阴而重浊，是以邪在气分，则易疏透，邪在血分，恒多胶滞。故阳主速，而阴主迟，所以从战汗者，可使顿解，从发斑者，当图渐愈。《温疫论类编》云：战汗亦有未能顿解者，发斑亦有不待渐愈，而便脱然者，未可概论。

伤寒多日，忽觉浑身瘾疹，发越而痒，此乃用药中病，阴阳分别，荣卫流行，病气自毛窍中出，他病亦然。小儿惊风发热将产，亦如是。《总括》

发痒，乃阳气初回之象，非风非血燥也。《入门》

久不得寐，一旦欲寐，别无余病，此为阴阳和而愈也。《要诀》

有大汗大下之后，邪气已退，正气已复，身凉脉微，鼾息酣睡，此吉兆也。《明条》

卷　四

太阳病

桂枝汤证

凡桂枝汤证，病者常自汗出，小便不数，手足温和，或手足指稍露之则微冷，覆之则温，浑身热微烦而又憎寒，始可行之。若病者，身无汗，小便数，或手足逆冷，不恶寒反恶热，或饮酒后，慎不可行桂枝汤也。《总病》

取汗法

凡发汗，须如常覆腰以上，厚衣覆腰以下，以腰足难取汗故也。半身无汗，病终不解，凡发汗后，病证仍存，于三日内，可二三发汗，令腰脚周遍为度。《总病》

取汗在不缓不急，不多不少。缓则邪必留连，急则邪反不尽。汗多则亡其阳，汗少则病必不除。《金鉴》

夫大汗将出者，慎不可恨其烦热，而外用水湿及风凉，制其热也。阳热开发，将欲作汗而出者，若为外风凉水湿所薄，则怫热反入于里，而不能出泄，病多危极而死矣。亦不可恨其汗迟，而厚衣壅覆，欲令大汗快而早出也。沸热已甚，而郁极乃发，其发之微则顺，甚则逆。顺则发易，逆则发难，病已怫热作发，而烦热闷乱，更以厚衣壅覆太过，则阳热暴然太甚，阴气转衰，而正气不荣，则无由开发，即燥热喘满，危而死矣。《直格》。

汗难出证汗后热不除

伤寒欲得汗，与麻黄汤数剂，而汗不出者，不治；热病脉躁盛，而不得汗，诸阳之极，亦不治，二者盖真病也。亦有寒热而厥，忽两手或一手无脉，是犹重阴欲雨之时，必溅溅然大汗而解。其或投药无汗，而脉不至者，亦不可活也，是可以容易谈哉。虽然诸虚少血，津液中干，亦不能作汗，病人有挟宿恙，如痰饮癥癖之类，又隔汗而不能出也。少血者，养血以汗之；痰癖者，开关散气以汗之，是为活法。若夫汗出如油，喘而不休，未有能生者也。《总括》

汗后热不止，必有所因，或因冷食不化，或因汗后强进粥汤，或汗后更冒虚风，或动起不宁，或劳心恼怒，皆足以致热也。凡服麻黄重剂不得汗，后必呕血或衄，亦有下如豚肝而死者，以营血受伤故也。《绪论》〇汗后死证，见前卷“死证”中。

桂枝汤变诸方

《古今录验》疗中风伤寒，脉浮，发热往来，汗出恶风，颈项强，鼻鸣干呕，**阳旦汤**主之方。

大枣十二枚，擘　桂枝三两　芍药三两　生姜三两　甘草三两，炙　黄芩二两

上六味，㕮咀，以泉水四升，煮取二升，分四服，日三。《外台》〇按：《千金》阳旦汤，即桂枝汤本方。其加黄芩干姜者，名阴旦汤。

和解汤，治血气虚弱，外感寒邪，身体疼倦，壮热恶寒，腹中疞痛，鼻塞头昏，痰多咳嗽，大便不调。

白芍药　桂各三分　厚朴　甘草　干姜　白术各一两　人参　茯苓各一两半

上为粗末，每服二钱，水一盏，生姜三片，枣一个，煎至六分，去滓温服，不拘时。《十便》引《鸡峰方》。

黄芪建中加当归汤

黄芪蜜炙　当归洗，去芦，薄切，焙干，秤，各一两半　白芍药三两　桂一两一分，去粗皮，不见火　甘草一两，炙

上粗末，每服五钱，生姜三片，枣一个，水一盏半，同煎至八分，去滓，取七分清汁，日三服，夜二服，尺脉尚迟，再作一剂。《本事》

昔有乡人丘生者，病伤寒，予为诊视，发热头疼烦渴，脉虽浮数而无力，尺以下迟而弱，予曰：虽麻黄证，而尺迟弱，仲景云尺中迟者，营气不足，血气微少，未可发汗。予于建中汤加当归黄芪令饮，翌日脉尚尔，其家煎迫，日夜督发汗药，言几不逊矣，予忍之，俱只用建中调营而已，至五日，尺部方应，遂投麻黄汤，啜第二服发狂，须臾稍定，略睡已得汗矣，信

知此事是难是难。仲景虽云不避晨夜，即宜便治，医者亦须顾其表里虚实，待其时日，若不循次第，暂时得安，亏损五脏，以促寿限，何足责也。同上。

○方龙潭《本草切要》，治伤寒里虚表实，行发散药，邪汗不出，身热烦躁，六脉空数，用：

黄芪一两　桂枝三钱　白芍药　人参各三钱　甘草八分　柴胡一钱五分

加生姜三片，黑枣三个，水煎服。《本草汇言》○按：此方先君子去人参，名桂芪汤，专治桂枝证人虚者有效，故叙于兹。

呕者，不宜用桂枝汤，合于本方加半夏一钱，添姜煎，此非合病之呕，系伤寒杂病，即非正伤寒，故可用也。风寒二证，理当发汗，而其人虚不可汗者，宜桂枝汤，加黄芪半钱。《要诀》

葛根汤变诸方

《延年秘录》解肌汤，主天行病二三日，头痛壮热者方。

干葛四两　麻黄三两，去节　芍药二两　黄芩二两　甘草一两，炙　大枣十二枚，擘　桂心一两

上七味，切，以水八升，煮取二升半，去滓，分三服，得汗愈。忌海藻菘菜生葱等。蒋孝璋处。《外台》

《和剂》名葛根解肌汤。《千金》解肌汤，于本方去桂心。《肘后》葛根解肌汤，《古今录验》水解散，《活人》知母桂心汤，皆同类方也。

沃雪汤，治伤寒温疫湿疫热疫。

苍术　干姜炮　甘草炙，各六两　防风　干葛　厚朴制炒　芍药各四分

上为锉散，每服三钱半重，水两盏，煎七分，去滓服。《三因》

柴葛解肌汤○原文主证不确，今属删却。

柴胡　干葛　甘草　黄芩　芍药　羌活　白芷　桔梗

无汗恶寒甚者，去黄芩，加麻黄。水二盅，姜三片，枣二枚，槌法，加石膏末一钱煎之，热服。《六书》此方有柴胡，然以解肌为主，故次于兹。

麻黄汤变方

五积散，余家旧方《博济》亦载，小有不同。

苍术二十两　桔梗十两　陈橘皮六两　白芷　甘草各三两　当归二两　川芎一

两半　芍药　白茯苓　半夏汤洗，各一两　麻黄春夏二两，秋冬三两　干姜春夏一两半，秋冬二两　枳壳麸炒，去穰，四两，以后三味别捣和　肉桂春夏三两，秋冬四两　厚朴二两，姜汁炙

上前十二味，为粗末，分作六服，大锅内，缓火炒令微赤，香熟即止，不可过焦，取出，以净纸藉板床上，晾令冷，入后三物，和之和气。○二字，《活人》作入瓷合盛，似是。每服三钱，加姜枣，煎至六分，去滓服。《苏沈》。《和剂》如伤寒时疫，头痛体疼，恶风发热，项背强痛，入葱白三寸，豉七粒，同煎。《易简》生料五积散，治感冒风寒，肩背拘急，发热头疼，或为寒湿所搏，一身凛然，急用此药，以被盖，汗出即愈。《要诀》云：若的是伤寒，有恶寒无汗等证，可用五积散热服，厚被覆之取汗，有初得病，太阳证具，但寒而未即热，五积散发汗。

《丹溪心法》附余云：此药气味辛温，发表温中，开郁行气，有殊功，去寒湿之圣药也。予尝以防风通圣散为泻热燥之药也，生料五积为散寒湿之药也。○按：此方功用，《苏沈》原云：伤寒手足逆冷，虚汗不止，脉沉细，面青呕逆。又云：内外感寒，脉迟细沉伏，手足冷，毛发恂栗，伤寒里证之类。《活人书》有人参。亦云：治阴经伤冷，脾胃不和，及感寒邪，并似证方不相叶，仍不取也。

大青龙汤变诸方

《古今录验》知母解肌汤，疗温热病，头痛骨肉烦疼，口燥心闷者，或是夏月天行毒，外寒内热者，或已下之，余热未尽者，或热病自得痢，有虚热烦渴者，方：

麻黄二两，去节　知母三两　葛根三两　石膏三两　甘草二两，炙

上五味，切，以水七升，煮取三升，分为三服，《小品》同。《外台》

《圣惠》治时气一日，壮热，心神烦躁，头痛，四肢不利，葛根散，于本方去知母，加赤芍药、黄芩、大青入姜枣煎，热服，衣覆出汗。

《深师》石膏汤，疗伤寒病已八九日，三焦热，其脉滑数，昏愦，身体壮热，沉重拘挛，或时呼呻，而已攻内，体犹沉重拘挛，由表未解。今直用解毒汤，则挛急不瘥，直用汗药，则毒因加剧，而方无表里疗者，意思以三黄汤，以救其内，有所增加，以解其外，故名**石膏汤**方。

石膏　黄连　黄柏　黄芩各二两　香豉二升，绵裹　栀子十枚，擘　麻黄三两，去节

上七味，切，以水一斗，煮取三升，分为三服，一日并服出汗。初服一剂，小汗，其后更合一剂，令两日服，常令微汗出，拘挛烦愦即瘥，得数行利，心开令语，毒折也，忌猪肉冷水。《外台》

《六书》名三黄石膏汤。

止汗法互见“余证”篇，当参

○汗出不止，将病人发，按在水盆中，足冷于外，用炒麦麸皮、糯米粉、龙骨、牡蛎煅，为末和匀，周身扑之，其汗自止。《赤水》○此本出《六书》彼方，有藁本、防风。

扑粉

龙骨　牡蛎　糯米各等份，为末

服发汗药，出汗过多者，以此粉扑之。汗多有亡阳之戒，故用龙骨牡蛎之涩以固脱，入糯米者，取其粘腻云尔，乃卫外之兵也。《医方考》○按：此方，本出《入门》。

少阳病

此篇，当在阳明后，今遵经于太阳篇，载有柴胡诸条之例，敢次于斯，以便检考

小柴胡汤论人参宜否

伤寒诸方，惟小柴胡为用最多，而诸病屡称述之，盖以柴胡半夏，能利能汗，凡半表半里之间，以之和解，皆可用也。抑不知小柴胡，非特为表里和解设，其于解血热，消恶血，诚有功焉。盖伤寒发热，一二日间，解撤不去，其热必至于伤血，不问男女皆然，小柴胡汤内有黄芩柴胡，最行血热，所以屡获奇功。予每见后学数辈，疗治伤寒，辄用当归，其意盖为调血计，不思一滞中脘，二动痰涎，三坏胃气，而血热又非当归之所能除，惑之甚矣。否则热入血室，张氏特以小柴胡主之，何哉？然而学者，亦不可以轻心而用小柴胡也，脉之不审，证之不详，纵横泛应，执小柴胡，以为公据，脱遇浮热似阳，其不误人性命几希矣！甚者，仅以小柴胡，收效一二，而乃不遵格法，轻用小柴胡，立意一差，祸不旋踵，吁可畏哉。《总括》○节录。

今世俗皆弃人参而不用，以为稳当，乃盲医不知虚实之故也。惟热盛而邪实者，乃可去之，或有兼证之不相合者，亦可去也，若邪轻而正气虚者，未可概去也，或邪气虽盛，而正气大虚者，亦当酌其去取也。《溯源集》

小柴胡汤，但人参一味，亦宜斟酌，若邪气未退，不可轻用。《玉案》

小柴胡汤，脉不虚者，去人参。《西塘感症》

余用小柴胡，往往减参，且瘟疫原不宜于参。说疫○《沧洲翁》亦减参用，有案见于后，详仲景之旨，妙在再煎，是药性混和，不敢住邪，然今人厌其繁难，不能不减去。

吴仁斋小柴胡汤加减法

小柴胡汤，近代名医加减法，若胸膈痞满不宽，或胸中痛，或胁下痞满，或胁下痛，去人参，加枳壳、桔梗，各二钱，名柴胡枳壳汤。若胸中痞满，按之痛者，去人参，加瓜蒌仁三钱，枳壳、桔梗，各二钱五分，黄连二钱，名柴胡陷胸汤。○此二方，本出《六书》详见第八卷“结胸”中。

若脉弱虚发热，口渴不饮水者，人参倍用，加麦门冬一钱五分，五味子十五个，名参胡清热饮，又名清热生脉汤。○《明条》云：伤寒脉弦虚无力，或浮散，发热烦躁，口渴不饮水者，此属虚热，去半夏、黄芩，倍加人参二钱，麦门冬一钱半，五味子十四粒，名清热生脉散。

若脉弦虚发热，或两尺且浮无力，此必有先因房事，或曾梦遗走精，或病中还不固者，宜加知母、黄连各二钱，牡蛎粉一钱，名滋阴清热饮。如有咳嗽者，更加五味子十一个。若脉弦虚发热口干，或大便不实，胃弱不食者，加白术、白茯苓、白芍药各一钱五分，名参胡三白汤。○更有一方，见于后。若发热烦渴，脉浮弦而数，小便不利，大便泄利者，加四苓散用之，名柴苓汤。○《得效》柴苓汤，治疟，小柴胡汤合五苓散。内热多者，此名协热而痢，加炒黄连一钱五分，白芍药一钱五分，腹痛倍用。○《撮要》云：再加黄柏，名春泽汤。若腹疼恶寒者，去黄芩，加炒白芍药二钱，桂一钱，名柴胡建中汤，若自汗恶风，腹痛发热者，亦主之。○按：合小建中，本出《要诀》，录于前卷谵语中。若心下痞满发热者，加枳实二钱，黄连一钱五分。○按：又更加桂枝，名加味柴胡桂枝汤。若血虚发热，至夜尤甚者，加当归身、川芎、白芍药各一钱五分，生地黄一钱。若口燥舌干，津液不足者，去半夏，加栝楼根一钱五分，麦门冬一钱，五味子十五粒。《明条》云：伤寒血虚发热，至夜尤其，加当归二钱，芍药、生地黄、麦门冬各一钱。舌干口燥，去半夏，加天花粉一钱，五味子十四粒，名柴胡养荣汤。若内热甚者，错语心烦不得眠者，加黄连、黄柏、山栀仁各一钱，名柴胡解毒汤。○按：合黄连解毒，本出《正传》，见次卷，《明条》名柴胡三黄汤。若脉弦长，少阳与阳明合病而热者，加葛根三钱，白芍药二钱，名柴葛解肌汤。《六书》方既出，与此不侗。若脉洪数无外症，恶热内热甚烦渴饮水者，合白虎汤主之，名参胡石膏汤。《蕴要》柴胡白虎合方，详见于后。

大小柴胡汤变诸方

○治阳毒伤寒，四肢壮热，心膈烦躁，呕吐不止，宜服此方。

柴胡一两　黄芩一两　人参一两　甘草一两　麦门冬一两　半夏半两

上件药，捣粗罗为散，每服四钱，水一中盏，入竹叶三七片，生姜半分，煎至六分，去滓，不计时候温服。《圣惠》

《十便》引，名人参饮子。《蕴要》人参竹叶汤，治过经烦热不解，于本方去半夏、生姜，若口苦心烦者，加炒黄连。

治热病五日已得汗，毒气不尽，犹乍寒乍热，惛惛如醉，胁下牢痛，骨节疼痛，不能下食，舌本干燥，口内生疮，宜服**柴胡饮子**方。

柴胡二两　川升麻一两半　赤芍药一两　黄芩一两半　甘草一两　枳壳一两半　麦门冬二两　竹叶二两　栀子仁一两

上件药，都细锉和匀，每服半两，以水一大盏，入豉五十粒，葱白一茎，煎至五分，去滓，不计时候温服。《圣惠》

治伤寒汗后热不除，进退发歇，身体温温，心神烦闷，口干舌涩，不思饮食，宜服**人参散**方。

人参一两　犀角屑一两　麦门冬一两　柴胡一两　黄芩一两　川升麻一两　玄参一两　赤茯苓一两　地骨皮一两　葛根一两　栀子仁一两　甘草一两

上件药，捣粗罗为散，每服四钱，以水一中盏，入生姜半分，煎至六分，去滓，不计时候温服。《圣惠》〇按：《本事》治邪热客于经络，肌热痰嗽。人参散，盖自此方出。

有十四日外，余热未除，脉息未复，大便不快，小便黄赤，或渴或烦，不能安睡，不思饮食，此邪气未净，正气未复也，当量其虚实调之，用**参胡芍药汤**。

人参　芍药　柴胡　黄芩　知母　麦门冬各一钱　生地黄一钱半　枳壳八分　甘草三分　生姜三片

水二盅，煎至八分，温服。《明条》

〇治伤寒后虚烦，不得眠睡，心中懊侬，宜服此方。

甘草半两　栀子仁半两　黄芩半两　乌梅肉十四枚，微炒　柴胡一两

上件药，捣筛为散，每服四钱，以水一中盏，入生姜半分，竹叶二七片，豉五十粒，煎至六分，去滓，不计时候温服。《圣惠》。《活人》名栀子乌梅汤。

治伤寒后伏热在心中，恍惚多惊，不得眠睡，宜服**茵陈散**方。

茵陈半两　犀角屑半两　柴胡一两　茯神一两　赤芍药一两　麦门冬半两　黄芩半两　栀子仁半两　甘草半两

上件药，捣筛为散，每服四钱，以水一中盏，入生姜半分，竹叶二七片，生地黄一分，煎至六分，去滓，不计时候温服。《圣惠》

治坏伤寒日数多，后烦热不退，颊赤口干，宜服**犀角散**方。

犀角屑一两　柴胡三分　吴蓝三分　大青一两　川升麻一两　乌梅肉三分　黄芩三分　甘草半两

上件药，捣筛为散，每服五钱，以水一大盏，入竹叶三七片，煎至五分，去滓，不计时候温服。《圣惠》○按：此诸方，不敢为本病设，然俱堪临时酌用，因次于斯。

《广济》疗天行恶寒壮热头痛，大小便赤涩，不下食饮，**柴胡汤**方。

柴胡七分　茵陈七分　大黄十二分，别渍　升麻七分　栀子四枚，擘　芒硝四分，汤成下　芍药七分　黄芩十二分

上八味，切，以水四升，先渍药少时，猛火煮取一升八合，分温三服，服别相去如人行六七里，吃一服，以快利为度，第二服则利，更不须服之，忌热食炙肉蒜粘食。《外台》

少阳阳明合病，胃中燥实，大便难，潮热谵语者，用大柴胡加芒硝汤，即大柴胡汤内，加芒硝二钱，或三钱。《明条》

浙东运使曲出，道过郧，病卧涵虚驿，召翁往视。翁察色切脉，则面戴阳，气口皆长而弦，盖伤寒三阳合病也，以方涉海，为风涛所惊，遂血菀而神慑，为热所搏，遂吐血一升许，且胁痛烦渴谵语，为投小柴胡汤。减参，加生地黄，半剂，后候其胃实，以承气下之，得利愈。《医史·沧洲翁传》○按：小柴胡加地黄，本出《本事》，见第十二卷妇人中。

柴胡清燥汤，下后或数下，膜原尚有余邪。

柴胡　黄芩　陈皮　甘草　花粉　知母。

姜枣煎服。《温疫论》

柴胡养营汤

柴胡　黄芩　陈皮　甘草　当归　白芍　生地　知母　天花粉

姜枣煎服。《温疫论》○按：此本《六书》柴胡百合汤，今去百合、人参，加归、芍、花粉。又清燥养营汤，于本方去柴胡、黄芩，用地黄汁，加灯心煎服。

升阳散火汤，治有患人，叉手冒胸，寻衣摸床，谵语昏沉，不醒人事。俗医不识，见病便呼为风症，而因风药误人，死者多矣。殊不知肝热乘于肺金，元气虚不能自主持，名曰撮空证，小便利者可治，小便不利者，不可治也。

人参　当归　柴胡　芍药　黄芩　甘草　白术　麦门冬　陈皮　茯神

水二盅，姜三片，枣二枚，槌法，入金首饰煎之，热服。《六书》

康熙三年孟秋，余至渝州，一老人谢彦一，年五十余，因感冒内伤，一医以清暑益气汤，漫加诸热药发汗，一剂而双目俱瞽，昏沉不醒，复用滚痰

丸，并水药下之，其人周身不热，自下利清黑色，溏粪数十行，水谷不化，昏迷仰睡，手扯衣被，寻衣摸床，且郑声喃喃不字语，请余视之。六脉微缓，非死脉也，胃气尚存，此乃盛暑之日，而老年内伤，汗下非宜，中气已虚，邪热乘于肺经，必变神昏不语，余用升阳散火汤，内有小柴胡汤，散内外表里之寒邪，又有五味异功散，麦冬当归甘芍，补中益气和脾肺，一剂安睡，再剂苏坐，三日连进四剂，而诸证悉愈。《述微》

参胡三白汤，治伤寒过经不解，脉虚数，人弱发热，或潮热口干舌燥者。

人参二钱半　白术一钱半　软苗柴胡三钱　白芍药一钱半　白茯苓一钱半

上作一服，水二盅，煎至一盅，去渣温服，若脉微弱，口干心烦不安，加麦门冬一钱半，五味子十五个，若心烦热口苦，心下痞，加黄连一钱，枳实七分，若不得眠者，更加竹茹，亦佳。《蕴要》

补中益气汤

黄芪劳役甚者，一钱　甘草炙，以上各五分　人参去芦　升麻　柴胡　橘皮　当归身酒洗　白术以上各三分

上件㕮咀，都作一服，水二盏，煎至一盏，去渣，早饭后温服。如伤之重者，二服而愈，量轻重治之。《内外伤辨惑论》

伤寒挟内伤者，补中益气汤。气虚甚者，少加附子，以行参芪之功。《丹溪纂要》○《程氏医彀》《轩岐救正论》并有益气汤加附治验。因劳役内伤元气，因重感寒，补中益气汤加姜附。《明医指掌》○江应宿亦云：补散加姜附，而先君子名姜附益气汤，亦为阴证阳稍回后，调理之剂，其效最著。

小柴胡合白虎汤诸方

有老妓金姓者，其嫂三月患头痛身热，口渴，水泻不止，身重不能反侧，日渐昏沉，耳聋眼合，梦多乱语，嘉秀医者历试，视为必死。予适吴江归，便道过檇李，访南溪、吉泉二兄，吉泉兄以是证见询，且言诸医，有以补中益气汤进者，有以附子理中汤进者，二药已煎成未服，幸弟至，乞为诊之。六脉洪大，观其色内红外黑，口唇干燥，舌心黑苔，不知人事，予曰：此疫证也，法宜清解，急以小白汤进之，犹可生也，若附子理中汤，杀之耳，安可用？南溪兄问，小白何汤也？予曰：小柴胡白虎汤，合而一之是

也。南溪兄谓，泄泻昏沉如此，恐石膏不可用也。予曰：此挟热下利，但使清阳上升，则泻止热退，而神气自清也。服讫，夜半神气苏醒，惟小水不利，热渴不退，予思仲景法，谓渴而身热不退，小水不利者，当利其小水，乃以辰砂六一散一两，灯心汤调服之，两帖而瘳。南溪兄曰：死生信乎命也，弟顷刻不至，必服理中汤，此妇不为泉下人哉。《赤水》〇又治文贵者案与此相类。云：人徒见其大便作泻为漏底，不察泻皆清水无糟粕者，为热极所致症，岂五苓散所能止哉，止则误事。〇《撄宁生医案》有小柴胡加知母、石膏，录于阳明病中。

〇治伤寒头痛壮热，百节疼痛方。

柴胡　栀子仁　芍药　知母各四两　升麻　黄芩　大青　杏仁各三两　石膏八两　香豉一升

上十味，㕮咀，以水九升，煮取二升七合，分温三服。若热盛，加大黄四两。《千金》

《圣惠》名柴胡散，方中有大黄，更入生姜煎。

《活人》名栀子仁汤，加甘草，亦入生姜。此方与次方，似当入于前柴胡变方中，然以柴胡、石膏同用，姑列于此。

治时气数日不解，心烦躁渴，小腹胀急，脐下闷痛，宜服**赤芍药散**方。

赤芍药三分　知母三分　黄芩三分　玄参三分　麦门冬三分　柴胡三分　石膏二两　甘草三分

上件药，捣筛为散，每服四钱，以水一中盏，入生姜半分，竹叶三七片，煎至六分，去滓，不计时候温服。《圣惠》

又治热病得汗后，余热不退，头痛心烦，石膏散。于本方去芍药、玄参，加人参、犀角屑，入葱白两茎，豉五十粒煎。《景岳》柴胡白虎煎，治阳明温热，表邪不解等症。于本方去芍药、知母、玄参、生姜。

战汗诸证

狂汗战栗振辨，见“辨证”篇中，阴证亦为战，见“少阴病”中，当参

伤寒六七日欲解之时，当战而汗出，其有但心栗而鼓颔，身不战者，已而遂成寒逆，似此证多不得解，何者？以阴气内盛，正气太虚，不能胜邪，反为邪所胜也。非大热剂，与其灼艾，又焉得而御之？《明理论》〇《蕴要》，若不发战，心栗鼓颔云云，须用大建中汤主之。

凡伤寒疫病战汗者，病人忽身寒鼓颔战栗，急与姜米汤热饮，以助其

阳，须臾战定，当发热汗出而解。或有病人恶热，尽去衣被，逆闭其汗，不得出者，当以生姜、豆豉、紫苏等，服过发之，有正气虚不能胜邪，作战而无汗者，此为难治。若过半日，或至夜而有汗，又为愈也。如仍无汗，而神昏脉渐脱者，急以人参姜枣煎服，以救之。又有老人虚人，发战而汗不行，随即昏闷，不知人事，此正气脱，而不复苏矣。《明条》

余见疫病，有五六次战汗者，不为害也。盖为邪气深，不得发透故耳。又有二三次复举者，亦当二三次作战，汗出而愈。同上。

应汗而脉虚弱者，汗之必难。战不得汗，不可强助，无汗即死。当战不得用药，用药有祸无功，要助其汗，多用姜汤。《绳墨》〇按：《续医说》引《王止仲文集》云：一人病伤寒期月，体竞竞而振，齿相击不能成语，仲宾以羊肉斤许熟之，取中大脔，别用水煮，良久取汁一升，与病人服，须臾战止，汗大出而愈，是亦勿药助汗之法欤。

应下失下，气消血耗，即下欲作战汗，但战而不汗者危，以中气亏微，但能降陷，不能升发也。次日当期复战，厥回汗出者生，厥不回汗不出者死，以正气脱，不胜其邪也。战而厥回无汗者，真阳尚在，表气枯涸也，可使渐愈。凡战而不复，忽痉者必死。痉者，身如尸，牙关紧，目上视。凡战不可扰动，但可温覆，扰动则战而中止，次日当期复战。《温疫论》

狂汗者，伏邪中溃，欲作汗解，因其人禀赋充盛，阳气冲击，不能顿开，故忽然坐卧不安，且狂且躁，少顷大汗淋漓，狂躁顿止，脉静身凉，霍然而愈。同上〇《类编》曰：战汗已属欲解之候，然尚有战而不得汗者，狂汗则不然，看来狂汗，未有不愈者，故不须服药，所以无方，此竟系轻症。

病六七日候，至寒热作汗之顷，反大躁扰，复得汗而解，盖缘候至之时，汗已成而未彻，或者当其躁扰，误用冷剂，为害非轻，不可不审也。《要诀》

栀豉三黄汤变诸方

治伤寒得汗后，身热未退，心神烦躁，宜服此方。《圣惠》〇按：即系仲景栀子柏皮汤，仍不录。〇柴胡栀豉合用方，既见上。崔氏，若胃中有燥粪，令人错语。正热盛，亦令人错语。若秘而错语者，宜服承气汤，通利而错语者，宜服下四味黄连除热汤。《外台》

又前军督护刘車者，得时疾，三日已汗解，因饮酒复剧，苦烦闷干呕，口燥，呻吟错语不得卧，余思作此**黄连解毒汤**方。

黄连三两　黄芩　黄柏各二两　栀子十四枚，擘

上四味，切，以水六升，煮取二升，分二服。一服目明，再服进粥，于此渐瘥。余以疗凡大热盛，烦呕呻吟，错语不得眠，皆佳。传语诸人，用之亦效，此直解热毒，除酷热，不必饮酒剧者，此汤疗五日中神效，忌猪肉冷水。同上。

《肘后》治六七日热极，心下烦闷，狂言见鬼，欲起走。或大下后，或再三下后，热势尚甚，而不能退，本气损虚，而脉不能实，拟更下之，恐下脱而立死，不下之则热极而死，寒温诸药《宣明》作寒凉之药，不能退其热势之甚者。或湿热内余，下利不止，热不退者。或因大下后，湿热○《宣明》作热退，利不止，而热不退，脉弱气虚，不可更下者。或诸湿热内余，小便赤涩，大便溏泄频并，少而急痛者，必欲作痢也，通宜黄连解毒汤，以解之也。《直格》

一人年逾五十，五月间，因房后入水，得伤寒证，误过服热药，汗出如油，喘声如雷，昼夜不寐，凡数日，或时惊悸发狂，口中气自外出，诸医莫措手。郭诊之曰：六脉虽沉无力，然昼夜不得安卧，人倦则脉无力耳，细察之，尚有胃气不涩，可治也。夫阳动阴静，观其不得安卧，气自外出，乃阳证也，又误服热药，宜用黄连解毒汤。众皆危之，一服尚未效，或以为宜用大青龙汤，郭曰：此积热之久，病邪未退，药力未至也，再服病减半，喘定汗止而愈。《类案》○按：郭，谓白云。○此汤合小柴胡，既见于前。

妇人伤寒六七日，胃中有燥屎，大便难，烦躁谵语，目赤，毒气闭塞，不得流通，宜泻心三黄汤。《总病》

治热病壅热，大便不通，宜服**三黄丸**方。

黄连一两　川大黄一两　黄芩一两

上件药，捣罗为末，炼蜜和丸如梧桐子大，每服不计时候，以温水下三十丸。《圣惠》○按：此本《千金》消渴中方。

张文仲疗天行，若已五六日不解，头痛壮热，四肢烦疼，不得饮食，**大黄汤**方。

大黄半两　黄连半两，去毛　黄柏半两　栀子半两，擘

上四味，切，以水八升，煮取六七沸，纳豉一升，葱白七茎，煮取三升，分三服，此许推然方。《外台》○按：《肘后》《千金》并同。

《云岐子保命》治伤寒汗下后，热结胸中，大便涩微，小便赤者，黄连栀子汤。于本方去黄柏，加黄芩，不用葱豉。

凉膈散一名连翘饮子，治伤寒半入于里，下证未全，或复未愈者，或○此六字，《宣明》作下后二字燥热怫结于内，而烦心懊侬，不得眠者，及伤寒阳明胃热发斑，下证未全者，或误服暖药过多，为诸热证。

连翘一两　山栀子　大黄　薄荷叶去毛　黄芩各半两　甘草一两半　朴硝一分

上为粗末，每服二三钱，水一盏，蜜少许或无蜜亦可，旧用竹叶，或亦不须，煎至七分，滤去滓，温服。热甚者，可服四钱，亦有可服一二十钱者。治咽喉，加桔梗一两，荆芥穗半两。《直格》○按：此方，本出《和剂》，有竹叶七片。又《圣惠》治伤寒四日，脉浮而滑，腹满口热，舌干而渴，大便不利，三黄散方，用黄芩、栀子、大黄、竹叶、朴硝五味，乃似此方之祖。黄连清心汤、凉膈散，加黄连是也。《三法六门》。《回春》有桔梗。云：加石膏、知母，以解表里之热，最为稳当。《西塘感症》去朴硝，加玄明粉。

导赤各半汤，治患伤寒后，心下不硬，腹中不满，大小便如常，身无寒热，渐变神昏不语。或睡中独语一二句，目赤唇焦，舌干不饮水，稀粥与之则咽，不与则不思，形如醉人，庸医不识，而误人者多矣。殊不知热传心，心火上而逼，所以神昏。

黄连　黄芩　甘草　犀角　麦门冬　滑石　山栀　茯神　知母　人参

水二盅，姜枣煎之，加灯心一握，煎沸热服。《六书》

紫雪

黄金百两　寒水石三斤　石膏三斤　磁石三斤　滑石三斤　玄参一斤　羚羊角五两，屑　犀角五两，屑　升麻一升○当一斤　沉香五两　丁子香一两　青木香五两　甘草八两，炙

上十三味，以水一斛，先煮五种，金石药得四斗，去滓，后纳八物，煮取一斗五升，去滓，取硝石四升，芒硝亦可用，朴硝精者十斤，投汁中，微炭上煎，柳木箪搅勿住手，有七升，投在木盆中半日，欲凝，内成研朱砂三两，细研麝香当门子五分，内中搅调，寒之二日，成霜雪紫色。病人强壮者，一服二分，当利热毒。老弱人，或热毒微者，一服一分，以意节之，合得一剂支十年许用，大神妙。不同余论脚气病，经服石药，发热毒闷者，服之如神。水和四分服，胜三黄汤十剂。《外台》脚气门引苏恭。○《和剂》同此方。又古今诸家散方中所载，无磁石、滑石、升麻。上十味，切，以水三斗，煮取一斗，麝香一两，余同本方。云：脚气乳石，天行热病等，服之若神。石膏下云：一用滑石。《千金翼》金一斤，丁香四两，朴硝四升，麝香半两，无滑石，余同。云强人服三分匕，老小以意增减。《外台》宋校引，有滑石一斤。邪火毒火，

穿经入脏，无药可治，此能消解，其效如神，方中黄金百两，以飞金一万页代之，尤妙。《兰台轨范》。紫雪，治发斑瞻语蓄血，三阳症烦躁作狂气喘。赤金十两，升麻六钱，寒水石、石膏各四两八钱，犀角、羚羊角各一两，玄参一两六钱，沉香、木香、丁香各五钱，甘草八钱。上以水五升，以赤金同升麻，先煮至三升，去金，入诸药，同煎至一升，滤去滓，投朴硝三两二钱，微火煎熬，即成紫雪。《玉案》〇按：本方有石膏等品，似当隶白虎，然验之最妙清膈，故附于此。

卷　五

阳明病

阳证似阴诸候

手足逆冷，而大便秘，小便赤，或大便黑色，脉沉而滑，此名阳证似阴也。重阳必阴，重阴必阳，寒暑之变也。假令手足逆冷，而大便秘，小便赤，或大便黑色，其脉沉而滑者，皆阳证也，轻者白虎汤，重者承气汤。《活人》

病人面红舌白，狂言，渴欲饮冷，内烦躁扰，六脉浮数，阳证了然。却有面不红，而不甚语言，微有燥渴，而嗜卧不烦，身体微厥，六脉微细，若阴证俱备，而不然者。面虽不红，不甚言语，问答之间，精神面色，蕴而不散；虽不甚渴，却自喜冷，昏睡，力唤之精神自定；身虽微厥，手足指尖，反常温暖；脉虽微按之实数，初无间断。若小腹坚硬，大便数日不通，胸中痞闷，以手按之则疼，此因失下，阳证如阴，谛矣。经曰：三阴其反如何？曰：脉至而从，按之鼓甚而盛也，此阴中伏阳之脉，正合此也。《永类》

夫阳证似阴者，乃火极似水也。盖伤寒热甚，失于汗下，阳气亢极，郁伏于内，反见胜己之化于外，故身寒逆冷，神气昏昏，状若阴症也。大抵唇焦口燥，能饮水，大便秘硬，小便赤涩，设有稀粪水利出者，此内有燥屎结聚，乃傍流之物，非冷利也，再审有屁极臭者是也。其脉虽沉，按之必滑有力，或时躁热，不欲衣被，或扬手掷足，或谵语有力，此阳症也，盖此与阳盛拒阴亦同。王太仆所谓，病人身寒厥冷，其脉滑数，按之鼓击于指下者，非寒也，此名阳盛拒阴也，要在审详而已。《蕴要》〇按：《至真要大论》云，帝曰诸阴之反，其脉何如？岐伯曰：脉至而从，按之鼓甚而感也。《次注》云：形证是寒，按之而脉气鼓击于手下盛者，此为热盛拒阴而生病，非寒也。

《伤寒外编》云：病在三阴，皆有下利腹痛，厥逆躁渴，但属于阳者，必先发热头痛，渐至唇干舌燥，烦渴喜冷饮，面色光彩，语言清亮，手足温暖，爪甲红润，身极易于转侧，呼吸出于自然，小便或赤或涩，脉来浮洪数大，此阳证也。至四五日后，传进三阴血分，变出四肢厥冷乍温，或燥结，或下利，躁渴潮热，自汗谵妄，扬手掷足，气息喘急，小腹痛不可按，舌上苔厚而黄黑，甚则芒刺燥裂，脉沉而滑，皆三阳传变之热证。其或身寒逆冷，神气昏昏，脉来沉实附骨，乃火极似水，缘阳邪失于汗下所致。虽身冷而不欲近衣，虽神昏而气色光润，虽腹痛必胀满而喘急，不可按揉，下利傍流清水，小便黄赤，大便或秘或黑，厥逆亦不过肘膝，厥过即发热，厥深热亦深也，此为阳极似阴，不可误认为寒而温之。《绪论》〇按：《伤寒外编》，明吕复著，又以上三说，大略相同，然详略互见，故并存之，次卷“阴证似阳”条亦同。

脉沉而细，或缓而长，来迟去疾，或六脉伏如脱状，口反不渴，舌燥而短，身反不热，手足反厥，神昏瞻语，口目瞤动，如惊风状，大便时解，或如烂桃色，或如清水，或不大便，人事不知，或歌或哭，身轻能自起立，或吐蛔，口苦或辣，小便赤而长，此假虚寒也，宜芩连石膏之类，甚则大承气下之。《直解》

凡阳厥，手足厥冷，或冷过肘膝，甚至手足指甲皆青黑，剧则遍身冰冷如石，血凝青紫成片，或六脉无力，或脉微欲绝，以上脉证，悉见纯阴，犹以为阳证，何也？及审内证，气喷如火，龈烂口臭，烦渴谵语，口燥舌干，舌苔黄黑，或生芒刺，心腹痞满，小腹疼痛，小便赤色，涓滴作痛，非大便燥结，即大肠胶闭，非协热下利，即热结傍流，以上内三焦，悉见阳证，所以为阳厥也。粗工不察内多下证，但见表证脉体纯阴，误投温剂，祸不旋踵。捷要辨法，凡阳证似阴，外寒而内必热，故小便血赤。凡阴证似阳者，格阳之证也。上热下寒，故小便清白，但以小便赤白为据，以此推之，万不失一。《温疫论》〇按：《类编》云，以小便赤白定阴阳，第语其常耳，阴症亦有小便黄赤者，此说本于《要诀》既见第二卷中。

阳极似阴，厥逆自利等证，但须审先前曾发热头痛，至四五日，或数日，而见厥利者，皆阳邪亢极，厥深热深之证，急当清理其内，误与温药必死。但清之有方，须知阳极似阴之证，其人根气必虚，即与救热存阴，须防热去寒起，间有发汗太过，而成亡阳之候。亦有攻下太过，而阴阳俱脱者，不妨稍用温补，然脱去阳回，即当易辙，不可过剂以耗其津，况此证，与真阴受病不同。《医通》

白虎汤变治验并方

钱仲昭患时气外感，三五日发热头疼，服表汗药，疼止热不清，口干唇裂，因而下之，遍身红斑，神昏谵语，食饮不入，大便复秘，小便热赤，脉见紧小而急。谓曰：此症全因误治。阳明胃经，表里不清，邪热在内，如火烁原，津液尽干，以故神昏谵妄。若斑转紫黑，即刻死矣。目今本是难救，但其面色不枯，声音尚明，乃平日保养，肾水有余，如旱田之侧，有下泉未竭，故神虽昏乱，而小水仍通，乃阴气未绝之征，尚可治之。不用表里，单单但一和法，取七方中小方，而气味甘寒者用之，惟如神白虎汤一方，足以疗此。盖中州元气已离，大剂、急剂、复剂，俱不敢用，而虚热内烁，必甘寒气味，方可和之耳。但方虽宜小，而服药则宜频，如饥人本欲得食，不得不渐渐与之，必一昼夜，频进五七剂，为浸灌之法。庶几邪热以渐而解，元气以渐而生也。若小其剂，复旷其日，从用药得当，亦无及矣，如法治之，更一昼夜，而病者热退神清，脉和食进，其斑自化。《寓意草》

四明虞吉卿，因三十外出疹，不忌猪肉，兼之好饮，作泄八载矣。忽患伤寒，头痛如裂，满面发赤，舌生黑苔，烦躁口渴，时发谵语，两眼不合者七日，洞泄如注，较前益无度。余急往诊，其脉洪大而数，为疏竹叶石膏汤。方因其有腹泻之病，石膏止用一两，病初不减。此兄素不谨良，一友疑其虚也，云：宜用肉桂附子。敛之以其言来告，余曰：诚有是理，但余前者按脉，似非此证。岂不数日，脉顿变邪，复往视，其脉仍洪大而数。余曰：此时一投桂附，即发狂登屋，必不救矣，一照前方，但加石膏至二两。敛之曰：得勿与泄泻有妨乎？余曰：热邪作祟，此客病也，不治立殆。渠泄泻已八年，非暴病也，治病须先太甚，急治其邪，徐并其夙恙除之。急进一剂，夜卧遂安，即省人事，再剂而前恶证顿去，不数剂霍然，但泻未止耳，余为疏脾肾双补丸方，更加黄连、干葛、升麻，以痧痢法治之，不一月泻竟止。八载沉疴，一旦若失。《广笔记》

《深师》疗伤寒下后，除热止渴，**五味麦门冬汤**方。

麦门冬去心　五味子　人参　甘草炙　石膏碎，各一两

上五味，捣筛，三指撮，水一升二合，煮令沸，得四合，尽服。忌海藻菘菜。《外台》

《六书》如神白虎汤，治身热渴而有汗不解。或经汗过，渴不解，脉来

微洪，于本方加知母、山栀。槌法，加淡竹叶。

治伤寒已汗下后，余热未退，头痛口干烦躁，宜服**知母散**方。

知母一两　甘草半两　石膏二两　栝楼根二两　麦门冬一两

上件药，捣筛为散，每服四钱，以水一中盏，入生姜半分，粳米五十粒，竹叶二七片，煎至六分，去滓，不计时候温服。《圣惠》

应下脉证

治伤寒欲下之，切其脉牢。牢实之脉，或不能悉解，宜摸视手掌，濈濈汗湿者，便可下矣。若掌不汗，病虽宜下，且当消息温暖，身体都皆津液，通掌亦自汗下之即了矣。巢源。

脉朝夕駃者，实癖也，可下之。朝平夕駃者，非癖也○按：此本出《千金》，不可下。駃者，谓数脉六七至者也。若脉数一息八九至，慎不可下，若下之则烦躁下利不止而死。凡数脉与皮毛相得，亦不可下也。若下证悉见，而见四逆者，是失下后，气血不通使然。但手足微厥，掌心常温，时复指梢温，便下之不可拘忌也。○《活人》云：大抵热厥，须脉沉伏而滑，头上有汗，其手虽冷，时复指爪温，须使用承气下之，不可拘忌也，当参第四卷厥条。

凡下症，小便不利或尚少，未可攻之也。《总病》

不恶寒反恶热，手掌心并腋下濈濈汗出，胃中干涸，燥粪结聚，潮热大便硬，小便如常，腹满而喘或谵语，脉沉而滑者，里证也。里证者，此属阳明也，宜下之。伤寒始发热恶寒，今汗后不恶寒，但倍发热而躁，始脉浮大，今脉洪实，或沉细数○按：沉细数，恐非应下之诊，考朱氏此语，本之《素问次注》引《正理伤寒论》。又《总病》云：或汗后脉虽迟，按之有力。《活人》又云：脉浮滑而数。盖《总病》最为衬切，始惺静，今狂语，此为胃实阳盛，再汗即死，须下之即愈。亦有始得病，便变阳盛之证，须便下之，不可拘以日数。更有心胸连脐腹，大段疰闷，腹中疼，坐卧不安，冒闷喘急极者，亦不候他证，便下之。《活人》○按：此本于《总病》，殊为明约。

大抵下药，必切脉沉实，或沉滑沉疾有力者，可下之也。再以手按脐腹硬者，或叫痛不可按者，则下之无疑也。凡下后不解者，再按脐腹有无硬处，若有硬处，手不可按，下不尽也，须再下之。《蕴要》

凡瘟疫宜下者，必阳明邪实于腑，而秘结腹满或元气素强，胃气素实者，方可下。若大便虽数日不行，而腹无胀满，及大便无壅滞不通之状，或

连日不食，而脐腹坦然，软而无碍。此阳明胃腑，本无实邪，切不可妄下以泄中气。《说疫》

瘟疫伏邪，传入胃中，水谷得疫邪而蒸热，疫邪附水谷而炽盛。上熏三阳，而阳经之证渐生；下陷三阴，而攻下之证又现。热伤血分，或蓄血，或斑疹；热瘀水道，或尿闭，或发黄；热伤神气，则谵语狂乱；热伤津液，则燥渴便硬。蜂起变症，皆因胃中疫热而然，故善治者，宜急清其胃中之热。胃热一清，诸证悉愈，如釜底无薪，沸自不作，不烦扬汤之诮也。《伤寒翼》○按：此云上熏三阳，盖谓自汗恶热等证；下陷三阴，即是邪实于里者。

舌白苔渐变黄苔邪在膜原，舌上白苔；邪在胃家，舌上黄苔。苔老变为沉香色也。白苔未可下，黄苔宜下。

舌黑苔邪毒在胃，熏腾于上，而生黑苔。有黄苔老而变焦色者；有津液润泽，作软黑苔者；舌上干燥，作硬黑苔者，下后二三日，黑皮自脱。又有一种舌俱黑而无苔，此经气，非下滞也，妊娠多见此。阴证亦有此，并非下证，下后里证去，舌尚黑者，苔皮未脱也，不可再下，务在有下证方可下。舌上无苔，况无下证，误下舌反见黧黧黑色者，危，急宜补之。

舌芒刺熬伤津液，此疫毒之最重者，急当下。老人微疫无下证。舌上干燥，易生苔刺，用生脉散，生津润燥，芒刺自去。

舌裂日久失下，血液枯极，多有此证。又热结傍流，日久不治，在下则津液消亡，在上则邪火毒炽，亦有此证，急下之，裂自满。

舌短、舌硬、舌卷皆邪气胜，真气虚，急下之。邪毒去，真气回，舌自舒。

白砂苔舌上白苔，干硬如砂皮，一名水晶苔。乃自白苔之时，津液干燥，邪虽入胃，不能变黄，宜急下之。

唇燥裂、唇焦色、唇口皮起、口臭、鼻孔如烟煤胃家热多有此证，固当下。唇口皮起，仍用别证互较。鼻孔煤黑，疫毒在胃下之无辞。

口燥渴更有下证者，宜下之，下后邪去胃和，渴自减。

目赤、咽干、气喷如火，小便赤黑涓滴作痛、大便极臭、扬手掷足、脉沉而数皆为内热之霾，下之无辞。

潮热邪在胃，有此证，宜下。然又有不可下者，详载似里非里、热入血室、神虚谵语，三条之下。

善太息胃家实，呼吸不利，胸膈痞闷，每欲饮气下行，故然。

心下满、心下高起如块、心下痛、腹胀满、腹痛按之愈痛、心下胀痛以上皆胃家邪实，内结气闭，宜下之，气通则已。

头胀痛胃家实，气不下降，下之，头痛立止，若初起头痛，别无下证，未可下。

小便闭大便不通，气结不舒，大便行小便立解。误服行气利水药无益。

大便闭，转屎气极臭更有下证，下之无辞。有血液枯竭者，无表里证，为虚燥，宜蜜煎导及胆导。

大肠胶闭，协热下利，热结傍流并宜下。

四逆、脉厥、体厥并属气闭，阳气瘀内，不能四布于外，胃家实也，宜下之。下后反见此证者，为虚脱，宜补。

发狂胃家实阳气盛也，宜下之。有虚烦似狂，有因欲汗作狂，并忌下。以上《瘟疫论》。

大便闭结者，疫邪传里，内热壅郁，宿粪不行，蒸而为结，渐至更硬。下之结粪一行，瘀热自除，诸证悉去。热结旁流者○《类编》曰：热邪将粪结住不能下，粪旁止能流下臭水，并所进汤药，此句当如是讲，以胃家热，内热壅闭，先大便闭结，续得下利纯臭水，全然无粪，日三四度，或十数度，宜大承气汤，得结粪而利立止。服汤不得结粪，仍下利并臭水及所进汤药，因大肠邪胜，失其传送之职，知邪犹在也，病必不减，宜下之。

大肠胶闭者，其人平素大便不实，设遇疫邪传里，但蒸作极臭，沕然如粘胶，至死不结，但愈蒸愈闭，以致胃气不能下行，疫毒无路而出，不下即死。但得粘胶一去，下证自除，霍然而起。同上○原更有邪热下利证，殊欠明了，不录。

瘟疫得里证，神色不败，言动自如，别无怪证，忽然六脉如丝细而软，甚至于无，或两手俱无，或一手先伏，察其人不应有此脉，有此脉者，皆缘应下失下，内结壅闭，营气伏于内，不能达于四末，此脉厥也。亦多有过用黄连、石膏诸寒之剂，强遏其热，致邪愈结，脉愈不行。医见脉微欲绝，以为阳证得阴脉为不治，委而弃之，以此误人甚众，若更用人参生脉散辈，祸不旋踵，宜承气缓缓下之，六脉自复。同上○按：《直格》云，脉须疾数，以其极热蓄甚，而脉道不利，以致脉沈细而欲绝者，脉厥也，吴氏盖本于此。

急症急攻

瘟疫热一二日，舌上白苔如积粉，早服达原饮一剂，午前舌变黄色，随现胸膈满痛，大渴烦躁，此伏邪即溃，邪毒传胃也，前方加大黄下之。○以上治法不确。

烦渴少减，热去六七，午后复加烦躁发热，通舌变黑生刺，鼻如烟煤，此邪毒最重，复瘀到胃，急投大承气汤，傍晚大下，至夜半热退，次早，鼻黑苔刺如失。此一日之间，而有三变，数日之法，一日行之，因其毒甚，传变亦速，用药不得不紧。设此证不服药，或投缓剂羁迟，二三日必死。设不死，服药亦无及矣，尝见瘟疫二三日即毙者，乃其类也。《瘟疫论》

因证数攻

古人皆云：三下之热未退，即死矣。亦有按法以下四五次，利一二行○《宣明》作以一二十行，《心要》作十数行，热方退而得活者，免致不下退其热，而必死也。下后热稍退而未愈者，黄连解毒汤调之，或微热未除者，凉膈散调之，或失下热极以致身冷脉微，而昏冒将死者，若急下之，则残阴暴绝而死。盖阳气后竭而然也，不下亦死，宜凉膈散，或黄连解毒汤，养阴退阳，蓄热渐以宣散，则心胸复暖，脉渐以生，至于脉复而有力，方可以三一承气汤下之。《直格》

瘟疫下后二三日或一二日，舌上复生苔刺，邪未尽也。再下之，苔刺虽未去，已无锋芒而软，然热渴未除，更下之，热渴减，苔刺脱，日后更复热，又生苔刺，更宜下之。余里周因之者，患疫月余，苔刺凡三换，计服大黄二十两，始得热不复作，其余脉证方退也。所以凡下不以数计，有是证则投是药。医家见理不透，经历未到，中道生疑，往往遇此证，反致耽搁。但其中有间日一下者，有应连下三四日者，有应连下二日间一日者，其中宽缓之间，有应用柴胡清燥汤者，有应用犀角地黄汤者，至投承气。某日应多与某日应少，与其间不能得法，亦足以误事，此非以言传，贵乎临时斟酌。《瘟疫论》○更附一按，录于后治验中。

疫邪乘于胃而渐下，蒸热水谷，或为硬粪，或为臭秽，一次下之，邪不能尽。故下之有至再至三之道，但连下之，故一因下后复热，下症不减，而再下之。三承气汤选用。一因下后，元气虚弱，不敢峻下，惟用熟大黄钱许，加各证药中以和之。此微下法也。一因下后虚脱，下症又急，即于补药中以下之。此补下兼施法。一因肠胃干枯，燥粪粘结，而用滋补润下之品，间服以和之，结开燥润为止。此间下法也。《伤寒翼》。

治　验

有人病伤寒八九日，身热无汗，时时谵语，时因下利，大便不通三日矣，非烦非燥，非寒非痛，终夜不得卧，但心中无晓会处，或时发一声，如叹息之状，医者不晓是何证。予诊之曰：此懊侬怫郁二证俱作也，胃中有燥屎，宜承气汤。下燥屎二十余枚，得利而解。仲景云：阳明病下之，心中懊侬微烦，胃中有燥屎者，可攻。又云：病者小便不利，大便乍难乍易，时有微热，怫郁不得卧者，有燥屎也，承气汤主之。《素问》云：胃不和则卧不安。此夜所以不得眠也。仲景云：胃中燥，大便坚者，必谵语。此所以有时谵语也，非燥非烦，非寒非痛，所谓心中懊恼也。声如叹息，而时发一声，所谓外气怫郁也。燥屎得除，大便通利，胃中安和，故其病悉去也。《本事》○按：此云外气怫郁，其义不莹。

真定府赵吉夫，约年三旬有余，至元丙寅五月间，因劳役饮食失节，伤损脾胃，时发烦躁而渴，又食冷物过度，遂病身体困倦，头痛四肢逆冷，呕吐而心下痞，医者不审，见其四肢逆冷，呕吐心下痞，乃用桂末三钱匕，热酒调服。仍以绵衣裹之，作阴毒伤寒治之，须臾汗大出。汗后即添口干舌涩，眼白睛红，项强硬，肢体不柔和，小便淋赤，大便秘涩，循衣摸床，如发狂状。问之则言语错乱，视其舌则赤而欲裂，朝轻暮剧，凡七八日，家人辈自谓危殆，不望生全。邻人吉仲元举予治之，诊其脉六七至，知其热证明矣，遂用大承气汤，苦辛大寒之剂，一两作一服，服之利下三行，折其胜势，翌日以黄连解毒汤，大苦寒之剂二两，使徐徐服之，以去余热。三日后，病十分中，减之五六，更与白虎加人参汤，约半斤服之。泻热补气，前证皆退，戒以慎起居，节饮食，月余渐得平复。《宝鉴》○按：此下后之治，似难法。

王叔雨寓钱唐病伤寒，他医至，皆以为虚证，常进附子，持论未决，其弟熙旸谒撄宁生曰：舍兄病亟，惟几生，忍坐视不救乎？至切其脉，两手皆沈实而滑，四末觉微青，以灯烛之，遍体皆赤斑，舌上苔黑而燥如芒刺，身大热神恍惚，多谵妄语。撄宁生曰：此始以表不得解，邪气入里，里热极甚，若投附必死，乃以小柴胡汤，益以知母石膏饮之。终夕三进，次日以大承气汤下之，调治兼旬乃安。《医史》

东阳戚十八，四月间得伤寒，证恶寒发大热而渴，舌上白苔。三日前，身脊百节俱痛，至第四日，惟胁痛而呕，自利。六日来召予治，诊其脉，左右手皆弦长而沉实，且数甚，予曰：此本三阳合病，今太阳已罢，而少阳与阳明仍在，与小柴胡合黄连解毒服。三服胁痛呕逆皆除，惟热尤甚。九日后，渐加气筑痰响，声如拽锯，出大汗退后而身复热愈甚，法当死。看其面上，有红色洁净，而无贼邪之气，言语清亮，间有谵语，而不甚含糊，予故不辞去，而复与治，用凉膈散倍大黄服。二服，视其所下仍如前，自利清水，其痰气亦不息，与大承气汤，合黄连解毒汤。二服，其所下亦如前。予曰：此盖热结不开，而燥屎不来耳。后以二方相间，日三四服，每药又各服至五贴，始得结粪，如肥皂子大者，十数枚，痰气渐平，热渐减，至十五日，热退气和而愈。《正传》

社友韩茂远伤寒，九日以来，口不能言，目不能视，体不能动，四肢俱冷，众皆曰阴证。比予诊之，六脉皆无，以手按腹，两手护之，眉皱作楚，按其趺阳，大而有力，乃知腹有燥屎也，欲予大承气汤，病家惶惧不敢进。余曰：吾郡能辨是证者，惟施笠泽耳。延至诊之，与余言若合符节，遂下之，得燥屎六七枚，口能言，体能动矣。故按手不及足者，何以救此垂绝之证耳？《必读》

一妇人患伤寒十余日，手足躁扰，口目瞤动，面白身冷，谵语发狂，不知人事，势甚危笃。其家以为风，缚其手足，或以为痰迷心窍，或以为虚，或以为寒，或辞不起。延予诊治，切其脉全无，问其证不知，按其身不热。予曰：此证非是人参附子证，即是大黄芒硝证，出此入彼，死生立判。因坐视良久，聆其声重而且长，予曰：若是虚寒证，到脉脱之时，气息沉沉将绝，那得有如许气力，大呼疾声，久而不绝，即作大承气汤。牙关紧闭，挖开去齿，药始下咽，黄昏即解黑粪半床，次早脉出身热，人事亦知，舌能伸出而黑，又服小陷胸汤二剂而愈。《直解》〇按：小陷胸汤，不妥。

朱海畴者，年四十五岁，患疫得下证，四肢不举，身卧如塑，目闭口张，舌上苔刺，问其所苦不能答。因问其子，两三日所服何药？云进承气汤三剂，每剂投大黄两许不效，更无他策，惟待日而已，但不忍坐视，更祈一诊。余诊得脉尚有神，下语悉具，药浅病深也。先投大黄一两五钱，目有时而少动，再投舌刺无芒，口渐开能言，三剂舌苔少去，身思稍爽。四日服柴胡清燥汤，五日复生芒刺，烦热又加，再下之七日，又投承气养营汤，热少退，八日仍用大承气，肢体自能少动，计半月，共服大黄十二两而愈。又数日始进糜粥，调理两月平复。凡治千人，所遇此等，不过三四人而已，姑存案以备参酌耳。《瘟疫论》

兼蓄血治验

来熙庵廉宪，急□召诊，乃侄方丈，身体丰硕，伤寒已二十八日，人事不省，不能言语，手足扬掷，腹胀如鼓，而热烙手，目赤气粗，齿槁舌黑，参附石膏硝黄芩连，无不服。诸名公已言施矣，诊之脉浊鼓手，用大黄一两，佐以血药一剂，下黑臭血一二斗少苏，四剂始清。熙菴公问予，侄昏三日，所存唯一息耳，君何用剂且大且多，幸遂生全，何说何见？予曰：治病用药，譬之饮酒，沧海之量，与之涓滴，则唇喉转燥矣，顾若大躯壳，病邪甚深，不十倍其药，何效可克？且此恙？寒邪入胃，蓄血在中，其昏沉扬掷，是喜忘如狂之深者也，不知为病，而望之为死，不弃之乎？盖大黄未尝不用，而投非其时，品剂轻小，不应则惑矣，宁放胆哉。《芝园存案》

吾家有畤宗者，三月病热，予与仲选，同往视之。身壮热而谵语，苔刺满口，秽气逼人，少腹硬满，大便闭，小便短，脉实大而迟。仲远谓热结在里，其人发狂，少腹硬满，胃实而兼蓄血也，法以救胃为急。但此人年已六旬，证兼蓄血，下药中宜重加生地黄，一以保护元阴，一以破瘀行血。予然其言，主大承气汤，硝黄各用八钱，加生地一两，捣如泥，先炊数十沸，乃纳诸药同煎，连进五剂，得大下数次，人事贴然，少进米饮，一二口辄不食，呼之不应，欲言不言，但见舌苔干燥异常，口内喷热如火，则知里热尚未衰减，复用犀角地黄汤，加大黄三剂，又下胶滞二次，色如败酱，臭恶无状，于是口臭乃除，里燥仍盛，三四日无小便，忽自取夜壶，小便一回，予令其子取出视之，半壶鲜血，观者骇然。经言血自下，下者愈，亦生地之功也。复诊之，脉转浮矣，此溃邪有向表之机，合以柴胡汤，迎其机而导之。但此时表里俱还热极，阴津所存无几，柴胡亦非所宜，惟宜白虎汤，加生地黄芩以救里，倍用石膏之质重气轻，专达肌表，而兼解外也。如是二剂，得微汗而脉静身凉，舌苔退而人事清矣。再用清燥养营汤，二十剂而全愈。舒氏〇白虎加地芩，不妥。

挟虚证治

病有先虚后实者，宜先补而后泻；先实而后虚者，宜先泻而后补。假令先虚后实者，或因他病先亏，或因年高血弱，或因先有内伤劳倦，或因新虚下血过多，或旧有吐血及崩漏之证，时疫将发，即触动旧疾，或吐血或崩漏，以致亡血过多，然后疫气渐渐加重，以上并宜先补而后泻。泻者，谓疏导之剂并承气下药，概而言之也。凡遇先虚后实者，此万不得已，而投补剂一二贴，后虚证少退，便宜治疫。若补剂连进，必助疫邪，祸害随至。假令先实而后虚者，疫邪应下失下，血液为热搏尽，原邪尚在，宜急下之。○《类编》曰：此虚，乃因失下，血液搏尽之虚，非同平日虚怯之虚。邪退六七，急宜补之，虚回五六，慎勿再补，多服则前邪复起，下后毕竟加添虚证者方补。若以意揣度其虚，不加虚证，误用补剂，贻害不少。《温疫论》

病有纯虚纯实，非补即泻，何有乘除？设遇既虚且实者，补泻间用，当详孰先孰后，从多从少，可缓可急，随其证而调之。吴江沈青来正少寡，素多郁怒，而有吐血证，岁三四发，吐后即已，无有他证，盖不以为事也。三月间别无他故，忽有小发热，头疼身痛，不恶寒而微渴。若恶寒不渴者，乃感冒风寒，今不恶寒微渴者，疫也。至第二日，旧证大发，吐血倍常，更加眩晕，手振烦躁，种种虚躁，饮食不进，且热渐加重。医者病者，但见吐血，以为旧证复发，不知其为疫也。故以发热，认为阴虚，头疼身痛，认为血，不察未吐血前一日已有前证，非吐血后所加之证也。诸医议补，问予可否？余曰：失血补虚，权宜则可。盖吐血者，内有结血，正血不归经，所以吐也。结血牢固，岂能吐虚乎？能去其结，于中无阻，血自归经，方冀不发。若吐后专补内则血满，既满不归，血从上溢也，设用寒凉尤误。投补剂者，只顾目前之虚，用参暂效，不能拔去病根，日后又发也。况又兼疫，今非昔比，今因疫而发，血脱为虚，邪在为实，是虚中有实，如投补剂，始则以实填虚，沾其补益，既而以实填实，灾害并至。于是暂用人参二钱，以茯苓归芍佐之，两剂后虚症咸退，热减六七。医者病者，皆谓用参得效，均欲速进，余禁之不止，乃恣意继进，便觉心胸烦闷，腹中不和，若有积气，求哕不得，此气不时上升便欲作呕，心下难过，遍体不舒，终夜不寐，喜按摩搥击，此皆外有余之变证也。所以然者，止有三分之疫，只应三分之热，适有七分之虚，经络枯涩，阳气内陷，故有十分之热。分而言之，其间是三分实热，七分虚热也。向则本气空虚，不与邪搏，故无有余之证，但虚不任邪，惟侬郁冒眩晕而已。今投补剂，是以虚证减去，热减六七，所余三分之热者，实热也，乃是病邪所致，断非人参可除者。今再服之，反助疫邪，邪正相搏，故加有余之变证，因少与承气，微利之而愈，按此病，设不用利药，宜静养数日亦愈。以其人大便一二日一解，则知胃气通行，邪气在内，日从胃气下趋，故自愈。间有大便自调，而不愈者，内有湾粪，隐曲不得下，下得宿粪极臭者，病始愈。设邪未去，恣意投参，病乃益固，日久不除，医见形体渐瘦，便指为怯证，愈补愈危，死者多矣。同上。

时疫坐卧不安，手足不定，卧未稳则起坐，才着坐即乱走，才抽身又欲卧，无有宁刻，或循衣摸床，撮空捻指，师至才诊脉，将手缩去，六脉不甚显，尺脉不至，此平时斫丧，根源亏损，因不胜其邪，元气不能主持，故烦躁不宁，固非狂证，其危有甚于狂也，法当大补。然有急下者，或下后厥回，尺脉至，烦躁少定，此因邪气少退，正气暂复，微阳少伸也。不二时，邪气复聚，前证复起，勿以前下得效，今再下之，速死，急宜峻补，补不及者死。此证表里无大热，下证不备者，庶几可生。譬如城郭空虚，虽残寇而能直入，战不可，守不可，其危可知。同上。

治阴证以救阳为主，治伤寒以救阴为主。○伤寒，盖谓阳证。伤寒纵有阳虚当治，必看其人血肉充盛，阴分可受阳药者，方可回阳。若面黧黑○原作面黧舌黑，今从《绪论》，身如枯柴，一团邪火内燔者，则阴已先尽，何阳可回而敢助阳劫阴乎？《寓草言》

瘟疫，其气弱而感浅者，固宜微汗微下。或气强而感深者，非大汗下，邪何由去，正何由复？必至缠绵不休而死，又谓有当从补治者，用解毒丸散。气虚而用四君子汤送，血虚而用四物汤送，大非也。盖疫疠之气，其毒最为酷烈，触伤元气，日深一日，即药专力竭才，尤惧弗胜，况以半解半补之剂治之，吾恐正气欲补而未获补，邪气不欲补而先受补，邪得补而愈炽，病日增加矣。即不加甚，定增缠扰，诚为无益，而又害之也。故与其一剂之中，用解而又用补，孰若一二剂之内，即解而旋即补，使药力精专，而邪气顿除。除后或即平补，或即峻补，任我而施为也，何畏首畏尾之若是乎！古人朝用附子，暮用大黄，自非神圣，其孰能与于斯！《会解》

失下致虚证治

证本应下，耽搁失治，或为缓药羁迟，火邪壅闭，耗气搏血，精神殆尽，邪火独存，以致循衣摸床，撮空理线，筋惕肉瞤，肢体振战，目中不了了，皆缘应下失下之咎。邪热一毫未除，元气将脱，补之则邪毒愈甚，攻之则几微之气，不胜其攻，攻不可，补不可，补泻不及，两无生理。不得已，勉用陶氏黄龙汤，此证下亦死，不下亦死，与其坐以待毙，莫如含药而亡，或有回生于万一者。按前证，实为庸医耽搁，及今投剂，补泻不及，然大虚不补，虚何由以回？大实不泻，邪何由以去？勉用参地以回虚，承气以逐实，此补泻兼施之法也。或遇此证，纯用承气，下证稍减，神思稍苏，续得肢体振战，怔忡惊悸，心内如人将补之状，四肢反厥，眩晕郁冒，项背强直，并前循衣摸床撮空等证，此皆大虚之候，将危之证也。急用人参养营汤，虚候少退，速可屏去。盖伤寒瘟疫，俱系客邪，为火热燥证，人参固为益元气之神品，偏于益阳，有助火固邪之弊，当此又非良品也，不得而用之。《瘟疫论》

应下失下，真气亏微，及投承气，下咽少顷，额上汗出，发根燥痒，邪火上炎，手足厥冷，甚则振战心烦，坐卧不安，如狂之状，此中气素亏，不能胜药，名为药烦。凡遇此证，急投姜汤即已，药中多加生姜煎服，则无此状矣。更宜均两三次服，以防呕吐不纳。《瘟疫论》

服承气腹中不行，或次日方行，或半日仍吐原药，此因病久失下，中气大亏，不能运药，名为停药。乃天元几绝，大凶之兆也，宜生姜以和药性，或加人参以助胃气。更有邪实，病重剂轻，亦令不行。同上○《类编》云：停药外治，用葱熨法，亦颇著效。○按：熨法，系《景岳》方，今录于“结胸”中。

用下不宜巴豆丸药

记一乡人伤寒身热，大便不通，烦渴郁冒，医者用巴豆药下之，虽得溏利，病宛然如旧。予观之，阳明热结在里，非大柴胡、承气等不可。巴豆只去积，安能荡涤邪热蕴毒邪！急投大柴胡等三服，得汗而解。尝谓仲景百一十三方，为丸者有五，理中、陷胸、抵当、乌梅、麻仁。是以理中、陷胸、抵当，皆大如弹子，煮化而服，与汤散无异。至于麻仁治脾约，乌梅治湿䘌，○此当改冶蛔厥。皆用小丸以达下部。其他逐邪毒，破坚癖，导瘀血，润燥屎之类，皆凭汤剂，未闻用巴豆小丸药以下邪气也。既下而病不除，不免重以大黄、朴硝下之，安能无损也哉！《本事》

伤寒时气瘟疫病，尝六七日之间，不大便，心下坚硬，腹胁紧满，只可大小承气汤下之。其肠胃积热，慎勿用巴豆、杏仁性热大毒之药，虽用一二丸下之利五七行，必反损阴气，涸枯津液，燥热转增，发黄谵语，狂走斑毒，血泄闷乱，轻者为劳复，重者或至死，间有愈者幸矣，不可以为法。《事亲》

三承气汤变诸方附导法

承气汤方

枳实五枚　芒硝半升　大黄四两　甘草三两

上四味，㕮咀，以水五升，煮取二升，去滓，适寒温，分三服。如人行五里进一服，取下利为度。若不得利，尽服之。《千金》

生地黄汤，治伤寒有热，虚羸少气，心下满，胃中有宿食，大便不利方。

生地黄三斤　大黄四两　甘草一两　芒硝二合　大枣二枚

上五味合捣，令相得，蒸五升米下，熟绞汁，分再服。《千金》〇《辨注》云。

上剉麻豆大分一半，用水一盏半，生姜三片，煎至六分，纳硝煎一二沸，绞去滓，温服。《直格》〇按：此方，既出《圣惠》，名大黄散。不用生姜，治伤寒未解，烦热口干，腹中有结燥不通。刘河间又加甘草，以为三一承气，以甘和其中，最得仲景之秘也。余尝以大承气改作调中汤，加以姜枣煎之，俗见姜枣以为补脾胃而喜服，不知其中有大黄、芒硝也。《儒门事亲》

成无己云：大热结实者，大承气汤。小热微结者，小承气。以热不甚大，故于大承气汤内去芒硝，又以结不至坚，故减厚朴、枳实也。如不至大坚满，邪气盛，而须攻下者，亦未可投大承气汤，必以轻缓之剂攻之，于大承气汤中去厚朴、枳实，加甘草乃轻缓之剂也。若大承气证，反用调胃承气汤治之，则邪气不散。小承气汤证，反用大承气下之，则遇伤正气而腹满不能食，故有勿大泄之戒。此仲景所以分而治之，未尝越圣人之制度。后之学者以此三药合而为一，且云通治三药之证，及无问伤寒杂病，内外一切所伤，一概治之，若依此说，与仲景之方，甚相违背，又失轩岐缓急之旨。红紫乱朱，迷惑众听，一唱百和，使病人暗受此弊，将何诉哉！《宝鉴》

生地黄汤，治伤寒有热，虚羸少气，心下满，胃中有宿食，大便不利方。

生地黄三斤　大黄四两　甘草一两　芒硝二合　大枣二十枚

上五味，合捣令相得，蒸五升米下，熟绞取汁，分再服。《千金》〇《辨注》云：阴虚人，大宜服之。

六一顺气汤，治伤寒热邪传里，大便结实，口燥咽干，怕热谵语，揭衣狂妄，扬手掷足，斑黄阳厥，潮热自汗，胸腹满硬，远（遶）脐疼痛等证，悉皆治之。

大黄　枳实　黄芩　厚朴　甘草　柴胡　芒硝　芍药

上先将水二盅滚三沸，后入药煎至八分，槌法，临时服入，铁锈水三匙调服，立效。取铁性沉重之义，最能坠热开结有神。《六书》〇按：原云，以代三承气、大柴胡、三乙承气、大陷胸等之神剂，殊为不法，然其方非可弃，故录存之。

黄龙汤○原文主治，系即承气证，今不敢取，尝考前失下条。

大黄　芒硝　枳实　厚朴　甘草　人参　当归

年老气血虚者，去芒硝，水二盅，姜三片，枣子二枚，煎之。《六书》○按：《温疫论》更于此方后云，如人方肉食，而病适来，以致停积在胃，用大、小承气连下，惟是臭水稀粪而已。于承气汤中，但加人参一味服之，虽三四十日所停之完谷及完肉，于是方下，盖承气藉人参之力，鼓舞胃气，宿物始动也。《张氏医通》有用此方○按：盖据其说，云用人参者，借以资助胃气，行其药力。则大黄辈，得以振破敌之功，非谓虚而兼补也。当知黄龙汤中用参，则硝黄之力愈锐，用者不可不慎，愚谓是亦不能无其理。然胃实者，固非此论。节菴治一壮年，夏间劳役后，食冷物，夜卧遗精，遂发热痞闷，至晚头额时痛，两足不温，医不知头痛为火热上乘，足冷为脾气不下，误认外感夹阴，而与五积汗之，则烦躁口干，目赤便秘，明日便与承气下之，但有黄水，身强如痉，烦躁转剧，腹胀喘急，舌苔黄黑，已六七日矣。诊其脉六七至，而弦劲急，以黄龙汤，下黑物甚多，下后腹胀，顿觉躁热顿减，但夜间仍热，舌苔未尽，更与解毒汤合生脉散，加地黄，二剂热除，平调月余而安。《绪纶》○此案本证不了，姑附于此。

承气养营汤

知母　当归　芍药　生地　大黄　枳实　厚朴

水姜煎服。《温疫论》

年老虚人，伤寒可下者，大承气汤、调胃承气汤，皆去硝，慢火熬成，入玄明粉，量轻重而下之。《元戎》

若十余日不大便者，服承气丸，大黄、杏仁各二两，枳实一两，芒硝一两，捣，蜜和丸如弹丸，和汤六七合服之，未通再服。《肘后》○《辨注》云：上方，即仲景承气汤，与麻仁丸，变其制而用之。

三承气功效，俱在大黄，余皆治标之品也。不耐汤药者，或呕或畏，当为细末，蜜丸汤下。《温疫论》

油灌法

仓卒无猪胆与蜜，乡村小民不便，只以真麻油，口含，以竹筒磨光，先入谷道中，留一半在谷道外，口含油一盏，用力于竹筒内吹入进，少时大便出，极效。《体仁汇编》

下后邪气复聚身热脉数

里证下后，脉不浮，烦渴减，身热退，越四五日复发热者，此非关饮食劳复，乃膜原尚有余邪隐匿，因而复发，此必然之理。不知者每每归咎于病人，误也，宜再下之即愈。但当少与，慎勿过剂，以邪气微也。《温疫论》

应下之证，下后当脉静身凉，今反发热者，此内结开，正气通，郁阳暴伸也。即如炉中伏火，拨开欲焰，不久自息，此与下后脉反数义同。若温疫将发，原当日渐加热，胃尚无邪，误用承气，更加发热，实非承气使然，乃邪气方张，分内之热也。但嫌下早之误，徒伤胃气耳。日后传胃，再当下之。又有药烦者，与此悬绝。同上。

应下失下，口燥舌干而渴，身反热减，四肢时厥，欲得近火壅被，此阳气伏也。既下厥回，去炉减被，脉大而加数，舌上生津，不思水饮，此里邪去，郁阳暴伸也。宜柴胡清燥汤去花粉、知母加葛根，随其性而升泄之，此证类近白虎，但热渴既除，又非白虎所宜也。同上升泄之，殊不妥。

下后诸证

下后不解，一日半日复热，或下未尽，或下后热邪未除，或下后复结，或因饮食起居，或更冒虚风，当详审以治。服下药不行者，药力不当病势也，更宜大剂下之。若误用承气不得下，后必愈胀，以里无热结，徒伤胃气，湿热痰饮愈逆也。有屡用承气不行，改用温理脾胃药即行者。有下出稀粪，色淡不黄不臭者，急温之。下出纯清水者死，下出溏粪者防变。温热时疫，不在此例。下如污泥者死，下出虾血及血水者死。下出鲜血者危，下瘀血如胶粘漆黑，臭恶难近者死。下之未尽，骤用补截复发热谵语妄乱，脉燥不宁，或忽大忽小者，皆不治。《绪论》

神虚谵语　夺气不语

应下稽迟，血竭气耗，内热烦渴谵语，诸下证具。而数下之，渴热并减，下证悉去，五六日后，谵语不止者，不可以为实。此邪气去，元神未复，宜清燥养营汤加辰砂一钱。《温疫论》

时疫下后，气血俱虚，神思不清，惟向里床睡，似寐非寐，似寤非寤，呼之不应，此正气夺，与其服药不当，莫如静守，虚回而神思自清，语言渐明。若攻之，脉必反数，四肢渐厥，此虚虚之祸，危在旦夕。凡见此证，表里无大热者，宜人参养营汤补之。能食者，自然虚回，而前证自除。设不食者，正气欲夺，虚证转加，法当峻补。同上。

有阳证下后，热退脉平而神思恍惚，昏昏不知痛痒处，不省人事，如痴如痦，不可谓其为虚，妄投补剂，只一味参汤，或不药自愈。《要诀》

病愈结存　下格

瘟疫下后，脉证俱平，腹中有块，按之则疼，自觉有所阻而膨闷，或时有升降之气往来不利，常作蛙声，此邪气已尽，其宿结尚未除也。此不可攻，攻之徒损元气，气虚益不能传送，终无补于治结。须饮食渐进，胃气稍复，津液流通，自能润下也。尝遇病愈後，食粥半月，结块方下，坚黑如石。《瘟疫论》

瘟疫愈后，脉证俱平，大便二三旬不行，时时作呕，饮食不进，虽少与汤水，呕吐愈加，此为下格。盖下既不通，必返于上，设误认翻胃，乃与牛黄狗宝及误作寒气，投藿香、丁香、二陈之类误也。宜调胃承气热服，顿下宿结及溏粪粘胶恶物，臭不可当者，呕吐立止，所谓欲求南风，须开北牖是也。呕止慎勿骤补，若少与参芪，则下焦复闭，呕吐仍作也。此与病愈结存彷佛，彼则妙在往来蛙声一证，故不呕而能食。可见毫厘之差，遂有千里之异。按二者大便俱闭，脉静身凉，一安一危者，在乎气通气塞之间而已矣。同上。

下后治例补剂不可遽用

伤寒内实，大热通利之后，已得轻瘥，且量进白粥三两日，未可遽与和胃之剂，热气得之，又复作也。继此旋以《易简》温胆汤，入竹茹与之或二陈汤加前胡亦可矣。二药伤寒瘥后通用，无热者，只守本方。世俗以四君子汤为贵细，循习用之，不思内有白术，温而闭气，往往因此而燥开矣。《总括》

凡治伤寒，若汗下后，不可便用参芪大补，宜用小柴胡加减和之。若大补，使邪气得补，而热愈盛，复便生他证矣，所谓治伤寒无补法也。如会经

汗下后，果是虚弱之甚，脉见无力者，方可用甘温之剂补之。《六书》

若下后，脐中虚软，脉无力者，此为虚也，以参胡三白汤和之。若发热，或潮热，或往来寒热不解者，并宜小柴胡汤，增损和之。若烦热不得眠者，宜竹叶石膏汤，或十味温胆汤主之也。《蕴要》

下后以邪未尽，不得已而数下之，间有两目加涩，舌反枯干，津不到咽，唇口燥裂，缘其人所禀阳脏，素多火而阴亏，今重亡津液，宜清燥养营汤。设热渴未除，里证仍在，宜承气养营汤。《温疫论》

夫疫乃热病也，邪气内郁，阳气不得宣布，积阳为火，阴血每为热搏，暴解之后，余焰尚在，阴血未复，大忌参芪白术。得之反助其壅郁，余邪留伏，不惟目下淹缠，日后必变生异证，或周身痛痹，或四肢挛急，或流火结痰，或遍身疮疡，或两腿攒痛，或劳嗽涌痰，或气毒流注，或痰核穿漏，皆骤补之为害也。凡有阴枯血燥者，宜清燥养营汤。若素多痰，及少年平时肥盛者，投之恐有腻膈之弊，亦宜斟酌。大抵时疫愈后，调理之剂，投之不当，莫如静养节饮食为第一。同上。

瘟疫下后，适有暂时之通，即投人参，因而不胀，医者以为用参之后，虽不见佳处，然不为祸，便为是福，乃恣意服之。不知参乃行血里之补药，下后虽通，余邪尚在，再四服之，则助邪填实，前证复起，祸害随至矣。间有失下，以致气血虚耗者，有因邪盛数下及大下，而挟虚者，遂投人参，当觉精神爽慧，医者病者，皆以为得意，明后日再三投之，即加变证。盖下后，始则胃家乍虚，沾其补益而快，殊弗思余邪未尽，恣意投之，则渐加壅闭，邪火复炽，愈投而变证愈增矣。所以下后邪缓虚急，是以补性之效速而助邪之害缓。同上。

卷　六

太阴病

证　候

问胸膈不快，䐜满闭塞，唇青，手足冷，脉沉细，少情绪，或腹痛，此名太阴也。近人多不识阴证，才见胸膈不快，便投食药，非其治也。大抵阴证者，由冷物伤脾胃，阴经受之也。主胸膈䐜满，面色及唇，皆无色泽，手足冷，脉沉细，少情绪，亦不因嗜欲，但内伤冷物，或损动胃气，遂成阴证，复投巴豆之类，胸膈愈不快，或吐而利，经一二日，遂致不救，盖不知寒中太阴也。太阴者，脾之经也。《活人》〇按：此说不纯，且太阴本无胸满。《热论》云：四日太阴。华佗云：四日在胸，此似错综之者，姑存之。

凡看伤寒，有口沃白沫，或唾多流冷涎，俱是有寒，吴茱萸汤、理中真武汤之类。看轻重用，切忌凉药。《六书》

桂枝加大黄汤变方本方，窃以为温利之剂，仍以温脾诸汤隶之

温脾汤，治脾胃冷实不消方。

大黄四两　人参　甘草　干姜各二两　附子一枚大者

上五味，㕮咀，以水八升，煮取二升半，分三服。临熟下大黄。与后温脾汤小异，须大转泻者，当用此方，神效。《千金》

温脾汤

大黄　桂心各三两　附子　干姜　人参各二两

上五味，㕮咀，以水七升，煮取二升半，分三服。《千金》

《外台》《深师》温脾汤，于本方去桂心。人参一两半，余同。

《本事》温脾汤，于本方去人参，加厚朴、甘草。大黄四钱，余各半两。○按：《法律》半两作二两为说。云：叔微所论，深合仲景以温药下之之法。其大黄只用四钱，更为有见，夫久留之邪，非攻不去，多用则温药恐不能制，而洞下之势，或至转增，裁酌用之，真足法矣。

《深师》大温脾汤，疗脾胃中冷不得食，又谷不消，向向胀满，时苦下痢方。

黄芩　人参　芍药　附子炮，各一两　甘草炙　干姜　大黄　厚朴炙，各二两

上八味，切，以水八升，煮取二升八合，分为三服，亦可四服。得下佳，不下须臾复服，甚良，忌猪肉海藻菘菜。《外台》○按：温脾汤诸方，本为杂病痼冷设，实出于大黄附子汤。今录之太阴中，以为桂枝加大黄汤变，温利之剂。又按：大温脾汤中黄芩，似可去。《千金》更有用芒硝方。非寒实所宜，仍不录。

干姜丸

干姜炮　巴豆去心，炒黄，研　大黄湿纸裹，甑上蒸　人参各一钱，去芦

上除巴豆，余为末，同研，炼蜜丸如梧子大。服前汤时，用汤吞下一丸，米饮亦得。《本事》○此方，原出温脾汤后，故今亦附录于此云。

理中汤诸方

伤在太阴，脾之经也，理中丸主之。丸不及汤，大便结者宜丸，大便软者宜汤。如寒证不能食者，理中建中各半汤，为二中汤，以治之。《阴证略例》

治中汤，治太阴伤寒，手足温，自利不渴，腹满时痛，其脉尺寸俱沉细。《三因》○按：此方系理中汤加青皮、陈皮，本出《活人》，然不如用本方者，故不录。

附子理中汤，治寒邪中于太阴，呕吐清涎沫，腹中冷痛，或下利清谷，吐蛔虫，脉来沉细，急宜温之。

干姜　附子　炙甘草各一钱　人参二钱　白术二钱

水煎服。《心悟》○按：此本于《玉案》，又此方，创见巢源痢病中。

加味理中饮，治太阴证，自利不渴，手足温，身无热，脉来沉而无力，此属脏寒。

干姜　白术　人参　甘草　肉桂　陈皮　茯苓

呕吐者，入半夏姜汁。踡卧，沉重，利不止，少加附子。利后身体痛者，急温之，加附子。自利腹痛者，入木香磨姜汁，调服和之。水二盅，姜一片，枣二枚煎之。临服，槌法，入炒陈壁土一匙调服，取土气以助胃气。《六书》○节录。

少 阴 病

证候阴证似阳

脉沉而缓，或微细如丝，按之无神，沉而欲脱，口淡不渴，或渴不欲饮，饮喜极热之汤。○渴，是少阴本证。舌带糙米色，或如猪腰色，或如淡墨色，或白苔而润，或无苔而燥，短缩不能伸，胸满而呕，或吐不止，或下利，或不大便，心下悸，耳鸣，睡中恍惚，如在空中，自语问亦不知，或竟不睡，心烦喜躁，不思食，食即呕，手足厥冷，面青黑，此里气大虚寒也。《直解》

于六经中，但少阴证难辨。《本经》但云：脉沉细欲寐，小便数而白，背恶寒，四肢厥者，可不审而知。或虽有恶寒，甚者不觉寒，或但喜厚衣近火，喜瞌睡，问之则不言怕寒，殊不知厚衣，即怕寒也，善瞌睡，但欲寐也。《类证》

凡伤寒阴证难看。凡看伤寒，惟阴证最难识，自然阴证，人皆可晓，及至反常，则不能矣。如身不发热，手足厥冷，好静沉默，不渴，泄利腹痛，脉沉细，人共知为阴证矣。至于发热面赤，烦躁不安，揭去衣被，饮冷脉大，人皆不识，认为阳证，误投寒药，死者多矣。必须凭脉下药，至为切当。不问浮沉大小，但指下无力，按至筋骨，全无力者，必有伏阴，不可与凉剂。脉虽洪大，按之无力者，重按全无，便是阴证。《六书》

身微热，烦躁面赤，脉沉而微，此名阴证似阳也。阴发躁，热发厥，物极则反也。大率以脉为主，诸数为热，诸迟为寒，无如此最验也。假令身体微热，烦躁面赤，其脉沉而微者，皆阴证也。身微热者，里寒故也。烦躁者，阴盛故也。面戴阳者，下虚故也。若医者不看脉，以虚阳上膈躁，误以为实热，反与凉药，则气消成大病矣。《外台秘要》云：阴盛发躁，名曰阴躁。欲坐井中，宜以热药治之，仲景少阴证面赤者，四逆加葱白主之。《活人》○按：《外台》今无所考，盖错引也。

病人头面青黑，手足厥逆，不燥渴，六脉沉细，阴证了然。却有身热而渴，谵言鼻衄，发黄发斑，大小便不利，六脉浮大。若阳证俱备，而不然者，身虽烦热，而手足指尖，微有厥冷，诸阳会于四末，此辨阳气有无之要法。虽有烦渴引饮，亦自喜热而恶冷，口虽谵言，而郑重之声，散而不知高下，或卧而谵言，醒而又定。若误发其汗，下厥上竭，皆能鼻衄，纵有发黄发斑，大小便不利，阳证俱备，略不燥渴，脉虽浮大，或散而数，按之全无，此阴盛隔阳，里寒外热，阴证如阳，谛矣！经云：脉从而病反，何如？曰：脉至而从，按之不鼓，此阳中伏阴之脉，正合此也。《永类》

盖阳症，面红光彩，唇红口干舌燥，能饮凉汤冷水也。其人则身轻易如转动，常欲开目见人，喜语言，其声响亮，口鼻之气，来往自热，小便或赤或黄，大便或秘或硬，手足自温暖，爪甲俱红活，此皆阳症之大略。大抵阴症，则面青黑，或有虚阳泛上，虽面赤色，而不红活光彩也，其人身重，难以转侧，或喜向壁卧，或踡卧欲寐，或闭目不欲见人，懒言语，或气少难以布息，或口鼻之气，往来自冷，其声音不响亮，或前轻而后重，或时躁热，烦渴不能饮水，唇口或青或紫，舌色或青或紫，或白苔铺满而滑，不见红色，手足自冷，爪甲或青或紫，血自不红活，小便清白，或有淡黄，大便不实，且热在肌肉之分，以手按之，殊无大热，阴甚者，则冷透手也。自是发热，与阳症有别，不可以面赤烦渴为论，要在仔细审详而辨之，可也。《蕴要》

夫阴症似阳者，乃水极似火也。盖伤寒传变，或误服凉药，攻热太速，其人素本肾气虚寒，遂变阴证。冷甚于内，逼其浮阳之火发于外，其人面赤烦躁，身有微热，渴欲饮水，后不能饮，大便阴结不通，小水淡黄，或呕逆，或气促，或郑声，或咽喉痛，所以状似阳症，或者不识，见面赤烦渴，大便秘结，认作阳症，妄投寒凉之药，下咽遂毙，可不谨哉！切其脉，沉细迟微者，急以通脉四逆汤，倍加人参附子〇按：此当云通脉四逆汤加人参，以接其真阳之气，为之紧要之治也。设或差迟，遂至阴盛阳衰，参附亦不能救之，此与阴盛格阳例同。王太仆所谓，身热脉数，按之不鼓击者，此名阴盛格阳，非热也。〇《至真要大论》云：脉从而病反者其诊何如？岐伯曰：脉至而从，按之不鼓，诸阳皆然。《次注》云：言病热而脉数，按之不动，乃寒盛格阳而致之，非热也。东垣又云：谓之面赤目赤，烦渴引饮，脉来六七至，按之则散者，此无根之脉，用姜附汤加人参，治之而愈。此阴阳幽显之奥，水火征兆之微，学者当求《内经》之旨，则造化理可得而明矣。同上。〇《辨注》云：阴证似阳，乃直中三阴者居多。上论但云：伤寒传变，或攻热太速所致，其言犹未尽然。

《伤寒外编》云：若发于阴者，始病不发热，无头痛，便自利厥逆，腹痛口不渴，身体沉重，难以转侧，呕吐泻利，恶寒踡卧，战栗吐沫，手足指冷，厥逆，爪甲青黑，面如刀刮，颜色黯惨而不光，舌上虽黑而无苔，脉来沉迟细小，皆三阴自中之寒证。其或面赤戴阳，身有微热，咽干烦躁，脉来数疾无伦，乃水极似火，因虚冷内盛，逼其浮阳发外也。又如始本阳证，误服凉药，攻热太速，其人肾气本虚，胃气素弱，遂变阴寒，虽发热面赤，欲引衣自覆，而手足必寒，或躁渴欲饮水，而不能咽，或呕哕而咳逆，或咽痛而郑声，时躁闷乱，如坐卧泥水中，稍袒露即畏寒莫禁，腹痛可按可揉，而不硬满，下利清谷，白沫及淡黄水，小便清白，厥逆过肘膝，而不复热，舌上略有黑苔，与灰色苔，苔虽老，必极薄无津，而不燥裂，无芒刺，脉多沉细，或浮大数疾，按之必虚软无力，不鼓击于指下者，此为阴极似阳，不可误认热证而下之。此证急温，尚且十难救一，百不一生矣。《绪论》

阴证不可遽凉回阳后治例

夫热病用寒，寒病用热，虚病用补，实病用泻，夫人而能知之也。虚寒病用温补而应，实热证用凉泻而应，亦夫人而能知之也。至于本是虚寒，用温补而前症仍在，反觉躁乱不宁，或战栗，或呃逆，或呕吐，乃病根深固，药力未及，更加大剂投之，即或舌反燥渴，乃阴有转阳之机，切不可改为别治。大约虚寒之证，其得生者，必须君火未衰，反见舌干等证，此阴寒去而真阳回。更须姜附之类以助其阳，则津液生而舌复润，不可见舌干即投以凉剂，则前功尽弃矣。然而虚寒之证有二：一则本是虚寒，而脏气未伤，医误用凉泻，即变厥逆呕呃烦躁等证，此为医所逆也，投以温补，应之甚速。一则病干三阴神脏，传变甚速，即见温补，亦不见效。更有虚寒之证，服温补而反不安，服凉泻而反适意，此非不可温补，而可凉泻者也，乃正气已败，两寒相得，同类相从也，此亦必死之证。至于实热之证，病不伤脏，治之或差，不过耽延时日，决不能死。即或危笃，或凉或下，一服即愈，断不若虚寒证，非数十剂不能愈也。又有本是虚寒，药力已到，有化热之象，轻则听其自然，只其温补，重则少加凉剂，一拨即转，又不可胶柱鼓瑟，故往往前人温补，而病不去，后人清凉，而病即除，此前之功，而非后之力也。此数者，皆予所身亲试验。凡为医者，当三复斯言，庶几乎临证不惑也。《直解》

凡三阴寒症，用桂附诸汤，惟恐其阴不去而阳不回，其后腹中微有热象，及小便短赤者最妙，乃阳气来复，积阴可以尽去。俗医不解，谬谓热药过燥，火从内起，恐燥真阴，改用寒凉，则阴复进，而阳更退，前功尽废，可慨也。舒氏。

凡服温经回阳药后，其人微烦而渴，脉来微数而不实坚，身体安和静卧者，少与生脉散，或清粥饮，其渴自止，慎勿误与凉药，复助阴寒也。《绪论》

温补不可少缓

寒中少阴，行其严令，埋没真阳，肌肤冻裂无汗，而丧神守，急用附子干姜，加葱白以散寒，加猪胆汁，引入阴分。然恐药力不胜，熨葱灼艾，外内协攻，乃足破其坚凝，少缓须臾，必无及矣，此一难也。若其人真阳素扰，腠理素疏，阴盛于内，必逼其阳亡于外，魄汗淋漓，脊项强硬，用附子干姜猪胆汁，即不可加葱及熨灼，恐助其散，令气随汗脱，而阳无繇内返也。宜扑止其汗，陡进前药，随加固护腠理，不尔，恐其阳复越，此二难也。用附子干姜以胜阴复阳者，取飞骑突入重围，搴旗树帜，使既散之阳望争趋，顷之复合耳。不知此义者，加增药味，和合成汤，反牵制其雄入之势，必至迂缓无功，此三难也。《法律》○原凡八难，俱不确，姑存其三，然如扑汗，亦觉难施。

阴似阳治验

张子和四令郎伤寒四五日，两脉虚微，神气昏乱，躁烦不宁，时欲得水，复置不饮，弃衣而走，勇力倍于常，时言语狂妄，不避亲疏，知为群阴格阳欲脱，外显假热，内伏真寒也。为定参附理中汤，大振阳气，以敌阴邪，时群医满座，皆谓火热有余之证，不用温补，而欲行寒下。余曰：阴盛之极，虚阳不胜，不胜则阴乘阳位而阳以外亡，躁烦狂乱，种种不宁，有似阳邪内甚，孰知其为阳气外散耶！观其得水不欲饮，情已毕露，岂有大热之证而不欲引水自救者耶！且即指外证，为阳实有余之候，则将指两脉微弱无神者，为阴虚不足之兆耶。嗟哉！一匕之谬，永劫莫忏，诸君慎之。言未竟，适浙友胡先生至，议论方案，与余若合符节，谓此证，阴盛于内，阳微于外，若不急救，大汗一至，孤阳气绝，难为力矣。时病家始委心听用，随用前药，加人参至四两，煎成冷服，一二时许，狂乱顿止，反见寒栗，欲覆重被，阳虚之状始露，再与前药一剂，神清热退而安。《印机草》

阴变阳治验

郭雍治一人，盛年恃健不善养，因极饮冷酒食肉，外有所感，初得疾，即便身凉自汗，手足厥，额上冷汗不止，遍身痛，呻吟不绝，偃卧不能转侧，心神俱无昏愦，不恍惚。请医视之，治不力，言曰此证甚重。而病人甚静，殊不昏愦，身重不能起，自汗自利，四肢厥，此阴证无疑也。又遍身痛，不知处所，出则身如被杖，阴毒证也，当急治之。医言缪悠不可听，郭令服四逆汤，灸关元及三阴交。未知，加服九炼金液丹，利厥汗证皆少止。稍缓药艾，则诸证复出，再急灸治，如此进退者三。凡三日两夜，灸千余壮，服金液丹，亦千余粒，四逆汤一二斗，方能住灸汤药。阳气虽复，而汗不出，证复如太阳病，未敢服药，以待汗二三日，复大烦躁饮水，次则谵语斑出，热甚无可奈何，复与调胃承气汤得利，大汗而解，阴阳反覆，有如此者。前言烦躁不可投凉药，此则可下证具，非只小烦躁而已，故不同也。《类案》

麻黄附子甘草汤变及温汗诸方

治伤寒一日，太阳受病，头痛项强，壮热恶寒，宜服**桂枝汤**方。

桂枝半两　附子半两　干姜半两　甘草半两　麻黄一两

上件药，捣筛为散，每服四钱，以水一中盏，以葱白二茎，煎至六分，去滓，不计时候，稍热服。如人行五里，以稀葱粥投之，衣盖取汗，如未汗，一依前法再服。《圣惠》○按：治证当不拘，要是少阴温汗方，盖《圣惠》以寒字实讲，故有此错。

又治伤寒病极，脉沉厥逆，**通脉散**。于本方去干姜，入生姜半分，枣三枚煎。

《圣济》治中风伤寒，头目四肢疼痛，恶寒干呕，桂附汤。于本方去干姜，加芍药，入生姜一枣大，枣二枚煎。

治伤寒二日，阳明受病，宜服**桂枝附子汤**方。

桂枝一两　附子一两　甘草半两　赤芍药半两

上件药，捣筛为散，每服三钱，以水一中盏，入生姜半分，枣三枚，煎至六分，去滓，不计时候，稍热频服，汗出即愈。《圣惠》○此即桂枝加附子汤，今移治表寒，治证当与上方同看。

若初得病，便见少阴证，其人发热恶寒，身疼头不痛者，宜麻黄附子细辛汤微汗之，或五积散，加熟附半钱。《要诀》

石顽治玉峰陆去非继室，嘉平患恶寒，周身骨节皆疼，饮食不入者，已三日，而恶寒未止，全不发热，诊其六脉，悉紧而细。询之平日起居，饮食绝少，虽暑月不离复衣，知其素禀虚寒，而不能发热，洵为太阳寒伤营证无疑，但从来极虚感寒，无正发汗之理，乃以黄芪建中，制生附汁于芪内，以助卫气。一服肢体即温，但背犹畏寒不止，更与补中益气，十全大补，并加熟附而安。《绪论》○此亦少阴直中，非太阳证，故揭于此，其不列之治验者，以不便参对也。

温补兼清方

下利后热者，于竹叶汤中去石膏，加熟附，名既济汤。《易简》○按：竹叶汤即竹叶石膏汤。如参附汤证○见下，渴，宜既济汤。《如宜》

如初愈，燥渴不惊○疑不解，宜竹叶石膏汤。如体虚者，既济汤。同上。治虚烦上盛下虚，烦躁自利，手足冷。《入门》○按：是方此间人少有用者，先君子施之阳变阴，犹剩浮热者，及少阴病，未至大脱，而虚热燥渴者，其应如神，诚为善于变通，而补古方所不足者，故特笔出之。

附子汤真武汤变方

此二方，自有表里之分，以其药料稍同，姑并出之

治伤寒一日，壮热头痛，其背恶寒者，宜服**附子汤**方。

附子一两　赤茯苓半两　赤芍药半两　人参半两　白术半两　桂心半两

上件药，捣筛为散，每服五钱，以水一大盏。入生姜半分，枣三枚，煎至五分，去滓，不计时候温服。《圣惠》

治伤寒病三日，腹痛，小便不利而呕者，属少阳病证，宜服**赤茯苓散**方。

赤茯苓一两　赤芍药一两　白术一两　附子半两　干姜半两

上件药，捣筛为散，每服三钱，以水一中盏，入生姜半分，煎至五分，去滓，不计时候温服。《圣惠》○此云少阳，亦当活看。

四逆汤变诸方

治阴毒伤寒，脉候沉细，四肢逆冷，烦躁头痛，**四逆汤**方。

干姜半两　附子半两　桂心半两　甘草半两　白术半两　当归半两

上件药，捣粗罗为散，每服三钱，以水一中盏，煎至六分，去滓，不计时候，稍热频服。《圣惠》

○又治伤寒四逆，及内有久寒方，于本方去当归，加人参。治伤寒大汗出，热不去，腹内拘急，四肢觉冷，并下利方。

甘草一两　附子半两　干姜一两　赤芍药一两

上件药，捣筛为散，每服五钱，以水一大盏，煎至五分，去滓，不计时候稍热服。《圣惠》

治两感伤寒，阴阳二毒交并，身体手足厥逆，心中热闷强语，三部脉微细，宜急救之，**四逆汤**方。

干姜三分　附子一两　桂心一两　甘草半两

上件药，捣粗罗为散，每服五钱，以水一大盏，煎至五分，去滓，不计时候热服。良久吃热粥，以助药力，汗出为度。《圣惠》

崔氏，凡少阴病，寒多表无热，但苦烦愦，默默而极不欲见火。有时腹自痛，其脉沉细，而不喜渴。经曰不差，旧用四顺汤，余怪其热，不甚用也。若少阴病下利，而体犹有热者，可服黄连龙骨汤。若已十余日，而下利不止，手足彻冷，及无热候者，可服**增损四顺汤**方。

甘草二两，炙　人参二两　龙骨二两　黄连　干姜各二两　附子中形者一枚，炮去黑皮

上六味，切，以水六升，煮取二升，分再服。不瘥复作，甚良。若下而腹痛，加当归二两。呕者，加橘皮一两。忌海藻、菘菜、猪肉、冷水。《外台》○按：此方，今移为病机渐向厥阴者之主剂，见验。

参附汤，如自利上炎烦躁，坐卧不安，脉迟，宜：

人参五钱　附子一两　姜十片煎《如宜方》○按：此方本出《济生续方》。

参附汤，治阳脱，四肢厥逆危证。人参一两，附子六枚，水二盅，煎一盅灌下，渣连服。此剂追回元气，生脉，直服至有脉，四肢温暖方止。《医约》

伤寒四五日后，手足逆冷，恶寒身蜷，脉又不至，复加躁扰不宁，人以为少阴阳绝之证也，而不知不只阳绝也，阴亦将绝矣，方用参附汤救之。用

人参二两，附子二钱，水煎服。往往有得生者。《辨证录》

《四明心法》亦不用姜。云去人参加黄芪，名芪附汤。○按：芪附汤亦出《济生续方》。

脉沉自利，四逆畏寒，而小便难者，为津液竭，而气化不行也。虽难必无黄亦涩，四逆汤，合生脉散。《绪论》

治夹阴伤寒，阴极发躁面青，小腹绞痛，用干姜、附子、甘草合生脉散。入白蜜冷服。《士林余业》○《赤水》同。○按：回阳反本汤，此类方也。

○**回阳救急汤**，治直中真寒证，初起无头痛，只恶寒，四肢厥冷，战栗，腹痛吐泻不渴，引衣自盖，蜷卧沉重，或手指甲唇青，或口吐涎沫，或至无脉，或脉来沉迟而无力者，宜用：

熟附子　干姜　人参　甘草　白术　肉桂　陈皮　五味子　茯苓　半夏

或呕吐涎沫，或有小腹痛，加盐炒茱萸。无脉者，加猪胆汁一匙。水二盅，姜三片煎之，临服入麝香三厘调服。中病以手足温和即止，不得多服，多则反加别病矣。《六书》○按：麝香，不可用。《撮要》去茯苓、半夏。

○**回阳反本汤**，治阴盛格阳，阴极发躁，微渴面赤，欲坐卧于泥水井中，脉来无力，或脉全无欲绝者，宜用：

熟附子　干姜　甘草　人参　麦门冬　五味子　腊茶　陈皮

面戴阳者，下虚也，加葱七茎，黄连少许，用澄清泥浆水一盅煎之。临服入蜜五匙，顿冷服之，取汗为效。《六书》

《撮要》去腊茶、陈皮加肉桂、茯苓、童便。《六书》○按：如此二方，殆喻氏所谓，加增药味，和合成汤，反牵制其雄入之势也，录以备缓证云。

昔海昌刘默齐，医张学师，三阴中寒，厥冷自汗，烦躁脉微，而用附子理中，倍加人参，临服和童便一盅与服，即得安睡，诸证霍然，思此则龙潭方。

公所谓，童便能使阴与阳合，血气和平，可味。《本草汇言》

六味回阳饮，治阴阳将脱等证。

人参一二两或数钱　制附子二三钱　炮干姜二三钱　炙甘草一钱　熟地五钱或一两　当归身三钱，如泄泻者或血动者以冬术易之，多多益善

水二盅，武火煎七八分，温服。《景岳》

参附养营汤○原治因下痞满，其说稍属暧昧，今不敢录。

当归一钱　白芍一钱　生地三钱　人参一钱　附子炮，一钱　干姜炒，一钱

照常煎服。温疫论○舒氏曰：大下之后，而证见目瞑倦卧，少气懒言者，真阳暴虚，元气

亏损也。法主熟附、人参，以回其阳，而补其气，必不可兼养其营。盖阳不能从阴，阴愈长而阳愈消也，此法殊觉不合。〇按：此说似有理，然少阴证，其人血液素亏者，或不得不从兼养，盖此方与上方，要是一类者尔。

〇治伤寒阴证脱阳，或因大吐大泻之后，四肢逆冷，元气不接，不醒人事，或伤寒新瘥，误与妇人交，其症小腹紧痛，外肾搐缩，面黑气喘，冷汗自出，亦是脱阳证，须臾不治，即不救。

葱白炒令热熨，脐下次用　附子一个，重七钱者，剉，作八片　白术半两　干姜半两　木香一钱

上各剉碎，用水两碗，煎至八分，去滓，放冷灌与服，须臾又进一服，两服滓再作一服。《家宝》。《得效》名大固阳汤。

熨　法

治气虚阳脱，体冷无脉，气息欲绝，不省人事及伤寒阴厥，百药不效者，葱熨法。

葱以索缠如钱许大，切去根及叶，惟存白，长二寸许，如大饼啖。先以火胁一面令通热，又勿令灼人，乃以热处，搭病人脐连脐下，其上以熨斗满贮火熨之，令葱饼中热气郁入肌肉中，须预作三四饼，一饼坏不可熨，又易一饼。良久，病人当渐醒，手足温，有汗即瘥，更服四逆汤辈温其体馆本作内，万万无忧。予伯兄忽病伤寒，瞑寂馆本，作冥昧不知人，八日四体坚冷如石，药不可复入，用此遂瘥。集贤校理胡完夫用此方拯人之危，不可胜数。《苏沈》

《易简》灸丹田气海，仍用此法。《六书》先用麝香半分，填于脐中，后放葱饼脐上，以火熨之，连换二三饼，稍醒，灌入生姜汁煎服回阳救急汤，如不醒，再灸关元气海二三十壮，使热气通其内，逼邪出于外，以复阳气。如用此法，手足温和，汗出便醒者，为有生也。如用此法，手足不温，汗不出，不省人事者，必死也。《略例》云：葱熨法，莫若用酿醋，伴麸炒热，注布袋中蒸熨，比上法尤速。

〇熨法，治三阴中寒，一切虚冷，厥逆呕哕，阴盛阳虚之证，及阴毒伤寒，四肢厥冷，脐腹痛，咽喉疼，呕吐下利，身背强自汗，脉沉细或唇青面黑，诸虚冷证，皆宜用。

肥葱细切，剉　麦麸各三大片　沧盐二两

上三件，入水一大盏，同和拌匀湿，分作二次，于铛锅内同炒极热，用

重绢缝作二包。囊裹，熨病人脐周，下连阴部前后，两股阴间，往来不住熨之。一包将冷，更易一包，葱包既冷，再用盐水拌湿炒焦热，依前用之。至煤烂不用，取葱麸，日夜不住相续之，至身体温热脉壮，阳气复来，而正守气，养之和之。《端效》

若脐下冷结，不可便熨，冷气攻心腹必死。须先用药温之，久而可熨。凡脐下冷结成关阴，大小便不通，服药虽多，不见效，以炒盐熨脐下，须臾即通。然关阴已，服巴豆、甘遂、大黄、轻粉之类太多，即暴通利而损人，尤宜详之也。《总病》

战汗证

当参“少阳”篇，盖战汗诸证，俱为病将解之候，难隶之“兼变”中，仍排出之

余尝治一蓑翁，年逾七旬，陡患伤寒。初起即用温补，调理至十日之外，正气将复，忽尔作战，自旦至辰，不能得汗，寒栗危甚，告急于余。余用六味回阳饮，入人参一两，姜附各三钱，使之煎服。下咽少顷，即大汗如浴，时将及午，而浸汗不收，身冷如脱，鼻息几无，复以告余。余令以前药复煎与之。告者曰：先服此药，已大汗不堪，今又服此，尚堪大汗乎？余笑谓曰：此中有神，非尔所知也。急令再进，遂汗收神复，不旬日而起矣。呜呼！发汗用此，而收汗复用此，无怪乎人之疑之也，而不知汗之出与汗之收，皆元气为之枢机耳。故余纪此，欲人知合辟之权，不在乎能放能收，而在乎所以主之者。《景岳》

厥阴病

证　　候

尝见厥阴消渴数证，舌尽红赤，厥冷脉微，渴甚，服白虎、黄连等汤皆不救。《张卿子集注》

有一种戴阳证，两颧浅红，红必游移无定，或烦躁发狂，欲坐卧泥水中，渴欲饮水。复不能饮，大便自利，或秘结，小便清白，或淡黄，咽喉或痛或不痛，脉沉迟而微细。肌表虽热，重按之则不热，甚者其冷透手，此阴盛格阳也。又有面红烦躁，遍舌生疮生刺，舌敛缩如荔枝状，或痰涎涌盛，喘急，小便频数，口干引饮，两唇焦裂，喉间如烟火上攻，两足心如烙，脉洪大而数无伦，按之有力亦有按之微弱者，扪其身烙手，此肾虚火不归经。《素问》所谓脉从病反者也。俱用大剂八味饮，吞生脉散，人参熟地可用至二三两，附子可用至三五钱。如认作白虎，立死。《西塘感症》○《四明心法》同。云：大剂八味饮或参附汤，人参、熟地，可用至一二两，附子可用至三五钱。○按：此条所说，不是上热下寒，然亦非真寒假热，犹是厥阴类证。故拈于兹。又按：《活人》有阴盛格阳条，证治不晰，今不录出。

治　　验

内子王病伤寒，乃阴隔阳，面赤足冷而下痢，躁扰不得眠。论者有主寒主温之不一，不能决。翁以紫雪匮理中丸进，徐以水渍甘草干姜汤饮之愈。且告之曰：下利足蜷，四逆证也，苟用常法，则上焦之热弥甚，今以紫雪折之，徐引辛甘以温里，此热因寒用也。闻者皆叹服。《医史·沧洲翁传》○按：此治法，本出《医说》，见后卷妇人中。

或问，阴证伤寒，用附子汤冷服，何也？盖阴极于下，阳浮在上之治法也。予曾治一人，伤寒十余日，脉息沉细，手温而足冷，大便不通，面赤呕吐烦渴，药不能下，惟喜凉水二三口，或西瓜一二块，食下良久而复吐出，此阴寒于内逼其浮阳失守之火，聚于胸中，上冲咽嗌，故为面赤呕烦也。遂用附子大者一个，以生姜自然汁，和白面包裹，煨熟去面，取附子去皮、脐，切作八片，又以人参三钱，干姜炮二钱，水二盅，煎取一盅，浸冷水中，待药冷与之，即愈。此良法也，按《内经》曰：若调寒热之逆，冷热必行，则热药冷服下。嗌之后，冷体既消，热性即发，由是病气随愈，呕烦皆除。情且不违，而致大益，此之谓也。《蕴要》○按：此等证治，与前篇阴似阳相发，当参看。

干姜芩连人参汤变诸方

益元汤，治有患身热，头疼全无，不烦便作燥闷面赤，饮水不得入口。庸医不识，呼为热证而用凉药，误死者多矣。殊不知元气虚弱，是无根虚火泛上，名曰戴阳证。

熟附　甘草　干姜　人参　五味　麦门冬　黄连　知母　葱　艾

水二盅，姜一片，枣二枚煎之。临服，槌法，入童便三匙，顿冷服。《六书》。《撮要》《孙氏集效方》并去葱，加芍药，名复元汤。○按：本方今人多用治少阴渴燥者。《绪论》亦云：此究不出白通猪胆，通脉四逆之成则也，然实是治寒热错杂之剂。

连理汤，治下利而渴者○主证，按要决录，即理中汤加茯苓、黄连。《证治类方》○按：此亦为上热下冷设，仍列于兹。

卷　七

兼变诸证上

误治虚乏

脉沉而数，按之无力，口渴，身热不退，即退亦不净，神气恍惚，与汤水则饮，不与则不饮，时思食，食亦不能下，舌上微燥，得汤即润，或淡红色，或有微苔，或无苔，此里虚热，而少津液也。《直解》○按：此不谓误治证。然以下诸方所主，多有如此者，仍出于兹。

人参夺命散，无问阴阳二证，伤寒日子深浅，差误服药而成坏证、垂死者，服之再生。

人参二两，紧实者

上为粗末，分再服，生姜三片，水一盏半，煎至七分，通口服，一时辰间，连进三服，觉鼻上汗出，无不即活。《家宝》

破证夺命散○一作丹，治伤寒阴阳二证不明，或投药错误，致患人困重垂死，七日以后，皆可服。传者云：千不失一。好人参一两，去芦，细切，水一大升，银石器内煎至一盏，新水沉之取冷，一服而尽。汗不自它出，只在鼻梁尖上，涓涓如水，是其应也。苏韬光云：侍郎方丈，尝以救数十人，余宰清流日，申屠倅行父之子妇，产后病时疫，二十余日，已成坏证。偶见问，因劝其一味只服人参，遂安。是时未知有此方，偶暗合耳。《是斋》

治伤寒坏证，时或发热，消渴烦躁，用新罗人参，不拘多少，煎汤，浸令冰冷，候盛渴之时，与之顿服，热则随去。《易简》

世谓伤寒汗、吐、下三法差谬，名曰坏证。昔张致和用独参汤，救治一人垂死，手足俱冷，气息将绝，口张不能言。致和以人参一两，去芦，加附子一钱，于石铫内，煎至一碗，以新汲水浸之，若冰冷，一服而尽，少顷，病人汗从鼻梁尖上涓涓如水，此其验也。盖鼻梁上应脾，若鼻端有汗者可救，以土在身中周遍故也。近陆同妇，产后患疫证，二十余日，气虚脉弱，即同坏证，亦以此汤治之，遂愈。孙真人云：人参汤，须用长流水煎服，若用井水则不验。盖长流水，取其性之通达耳《续医说》。是治坏病中之误汗、吐、下，真气脱而致虚者，服之如神。《辨注》

凡发汗太过，一时将至亡阳，或身寒而栗，或气脱昏沉等候，速宜煎独参汤一两许饮之。或甚者，以四味回阳饮，速为挽回，庶可保全，否则恐致不救《景岳》。人参膏，用顶参六两，水五碗，煎取二碗，复渣用水二碗，煎取一碗，去渣，将三碗参汁，合为一处，缓火煎熬，以箸常常搅之，候汁稠厚，即成膏矣。凡救虚危将脱之症，得此为善。《心悟》

生脉散主证，互见前

人参　麦门冬　五味子各等份

上细切，水煎。人参之甘补气，麦门冬苦寒泻热补水之源，五味子之酸清肃燥金，名曰生脉散。《内外伤辨》○原无分量煎法，今据《正传录》。《大白》误汗太过，津液外亡，用生脉益气汤。即本方，合补中益气汤。

人参三白散，发汗后脉虚人弱者。

人参三钱　白术　白芍药　白茯苓各二钱　生姜三片　大枣二枚

上用水二盅，煎一盅，温服之。《蕴要》○原加桂枝，今删去。《宝鉴补遗》不用大枣。云：手足冷，或身微热，脉皆沉细微弱，而烦躁者，或用人参三白汤，加竹茹。○按：此方，未审其出典。先君子曰：《要诀》云欲用真武汤，且用三白汤，盖即是已。而《类方》错举《和剂》治膀胱蕴热方。考《妇人良方》治血虚肌热，乞力伽散用术、苓、芍、甘、四味，殆此原方也。又加减十三方、加减玄武汤，其方与乞力伽散相同。

癸未仲秋，比邻林楚畹之母，劳力感寒，头眩发热，前医误以为太阳表症，而投辛发之剂，连五剂不痊，及延余治。六脉洪缓无力，两手微见瞤动，此乃过饮表剂，因致元气大虚，血不荣筋，法当温补，遂用补中益气汤，加肉桂，灼芍。两服热退身凉，脉亦敛，再剂瞤动亦止。《轩岐救正论》

加味人参养营汤，治发汗过多，气血俱虚，而筋惕肉瞤者。

人参二钱半　白术　当归身　生地黄有热用此，无热用熟者　麦门冬各一钱半　茯苓　甘草炙　川芎　肉桂有热者减半，各一钱　五味子十五粒　黄芪二钱半，有自汗者用三钱　生姜三片　枣子二个

水二盅，煎至一盅，去渣温服。如阴虚相火动者，加知母、黄柏，各一钱，酒炒用。若阳虚下寒脉微者，加熟附子一钱，肉桂倍之。不得眠，加远志、酸枣仁，各一钱。《蕴要》○按：人参养营汤，本出《和剂》痼冷门，今于彼方去芍药、

陈皮、远志，加川芎、麦门冬。《明条》汗下过多，津液衰少，或病方瘥，血气尚虚，是以心火不降，肾水不升，而口燥咽干者，必当滋阴补血之剂，用滋阴养营汤。于本方去术、苓、芎、桂、芪、姜、枣，加知母、黄柏。《温疫论》人参养营汤，于滋阴养营汤方中去黄柏，加陈皮。

温经益元汤，治因汗下大虚，头眩，振振欲擗地，并肉瞤筋惕，及因发汗太多，卫虚亡阳汗不止。

熟地黄　人参　白术　黄芪　当归　白芍药　生地黄　白茯苓　陈皮　肉桂　甘草　大附子

水二盅，姜一片，枣一枚，槌法，加糯米一撮，煎之温服。《六书》〇原脱附子，今据《赤水》补。《撮要》《孙氏集效方》并去熟地、茯苓、陈皮，加干姜。〇按：此方，原为代真武汤，然稍属缓慢，仍录于此。

韩氏曰：产脱血虚者，宜用羊肉汤。伤寒汗下太过，亡阳失血，若只用救逆，效必迟矣，与羊肉汤，为效神速。病人面色虽见阳，是客热上焦，中、下二焦阴气已盛，若调得下焦有阳，则上焦阳气下降，丹田知所归宿矣。夫气有高下，病有远近，证有中外，治有轻重，各适其至所为故。病八九日，汗下太过，二脉沉细无力，多踡足卧，恶听人声，皮有粟，时战如疟，宜羊肉汤主之。

羊肉汤方

当归　白芍药各一两　黑附子四钱，炮裂，去皮脐　龙骨半两，烧通赤　生姜二两　牡蛎一两，烧赤　桂枝一钱半

上为粗末，每服二两，羊肉四两，葱白四寸，去黄心，同锉烂，以水五升一升今之大盏，熬至一半以来，滤绞去滓，分三服服之。海云：阳证大汗大下后，亡阳于外，亡血于内，上而津脱，下而液脱，津液两亡，宜以此汤补之。矧阴证者，岂可不温补哉！此与伤寒太阳证振摇，与真武汤一例，外之阳症，至此尚温，况之阴候，岂得不补耶。《略例》〇按：此方，即当归生姜羊肉汤合桂枝加龙骨牡蛎汤而变化之者。

发　痉

痉为发汗太过，血不荣筋之候，故亡血新产，疮家虚家，易犯此证。无论阴阳刚柔脉类，总之正衰邪盛，卒难救疗。《绪论》

痉者，发热腹痛，口噤头摇，瘛疭不语，项强背直，腰身反张，或目疼，或目赤，或闭目，或反目，或足冷，或足温，或妄行，其脉沉弦而迟，亦或带紧，此为恶候，不救者多。若脉如雨溅，散出于指外者，旦暮殂也。伤风头痛发热，常出微汗，又自呕逆，汗之必发痉。新产血虚，汗出伤风，亦致发痉。大发湿家汗，亦作痉热而死。痉初发来，多有腹痛之证，《内经》曰戴眼、反折、瘛疭，汗出如珠，著身不流，太阳绝也，其谓是乎。《总括》○初发多有腹痛，似不必。

若发热畏寒无汗，开目仰卧，口燥渴，脉浮紧而数，此属阳，名刚痉。若自汗不恶寒，闭目合面，四肢不收，口中和，脉沉细而涩，此属阴，名柔痉。夫二痉，皆有搐搦反张、口噤咬齿等证。但刚痉，手足抽掣，极能骇人；柔痉，四肢不收，时或发作耳。《明条》○以上总证。

刚痉为之发汗，柔痉为之解肌，并以小续命汤加减。刚痉去附子，用麻黄；柔痉，去麻黄用生附子。大便利而厥逆者，则以熟附佐之。《婴儿指要》○按：小续命汤，刚柔通用，本出《总病》论，见于下。

凡二痉，并可与小续命加减服之。又有大豆紫汤，与竹沥并可与服，然得斯疾，十愈二三耳。《管见良方》

小续命汤

附子生，削去皮、脐，五钱　防风一两半　芍药　白术　人参　川芎　麻黄去节，汤泡三次，焙干　防己　黄芩　桂枝　甘草各一两

上锉如麻豆大，每服五钱匕，水一盏半，煎至一盏，去滓，取八分清汁，入生姜汁，再煎一二沸，温服，日三夜二。若柔痉自汗者，去麻黄，加葛根。《活人》○加葛根三字，据本书痉论补。按：此方本出《千金》治中风冒昧，不知痛处，拘急不得转侧。《总病》加葛根，名葛根麻黄汤，治刚痉柔痉，去麻黄加葛根，成一两半。○本方一两。《蕴要》云：刚柔二痉通用，小续命汤主之。此言未可凭也，如柔痉有汗，须去麻黄，无热有寒，须去黄芩、防己乃可用之。若刚痉热多，须去附子，恐不为续命汤也，用者详之。

大豆紫汤，治中风痱痉，或背强口噤。节录。

大豆五升　清酒一斗

上二味，以铁铛，猛火熬豆，令极热焦，烟出，以酒沃之，去滓，服一升，日夜数服，服尽更合，小汗则愈。一以去风，二则消血结。《千金》○此本出妇人中，疗产后中风，角弓反张，又出伤损中，疗破伤风入四体，角弓反张，口噤不能言，凡得

此者，不过五剂。

《肘后》疗中风，无问男子妇人，中风脊急，身痓如弓，**紫汤**方。

鸡屎二升　大豆一升　防风三两，切

上三味，以水三升，先煮防风，取三合汁，豆、鸡屎二味，鎗中熬之，令黄赤色，用酒二升淋之，去滓，然后用防风汁，和分为再服。相去如人行六七里，衣覆取汗，忌风。《外台》〇按：《千金》《外台》更有类方数首，当考。〇以上总治。

王朝奉桂枝加葛根栝楼汤

治证，同栝楼桂枝汤。

桂枝　芍药各一钱　甘草　葛根　栝楼根各二钱

上㕮咀，每服五钱，水二盏，姜五片，枣二枚，煎至一盏，去滓服。《元戎》

若汗多亡阳，下多亡阴，致筋脉失养，不柔和而成痉，无外邪可解者，惟宜补养气血。《阐要编》〇《绪论》云：十全大补、人参养营、大建中汤选用。

凡阴证脉沉细者，附子汤、芍药甘草附子汤、桂枝加附子汤选用。服药后，汗出身和者，吉；若脉来沉迟，或紧细，而大便自利者，皆死证也。《绪论》〇按：三方之目，原作附子散、附子白术汤，其方本出《圣惠》《活人》等。一系辛燥，痉病液干，实非所宜，今所不取。考《医通》举《金匮》诸条，必配仲景温补方，亦属牵强，然此三方，特为合辙，仍从改易。〇以上柔痉。

痉病，通宜三承气合解毒下之。《标本》

伤寒疮疡破伤风，与伤寒治法一同，但以凉膈、白虎、承气临时斟酌用之。《心要》

治伤寒刚痓，壮热头痛，筋脉不能舒展，**犀角大黄汤**方。

犀角镑　大黄锉，炒，各一两　芎䓖半两　石膏二两　牛黄研，半分

上五味，捣罗四味为散，入牛黄同研令匀，每服一钱匕，不拘时，煎淡竹叶汤调下。《圣济》〇以上刚痉。

风　湿

大抵湿之为病，易至沉深，渐渍之余，沦肌浃髓，于斯时也，须以术附姜桂，作大剂与之，药力相接，病当渐解，不可以旦暮而责效焉。要之，治

湿莫若生附、苍术为快。《直指》

治湿莫如术，然白术性缓，不如苍术之烈，芎䓖亦能逐水，其说见于《左传》。若更挟热，而小便不利，则须用茯苓、防己之类以通之。然亦视其轻重浅深，若所感重，而湿已达于脏腑，必不入食，为呕为泄，为喘满，为四肢重痛，为郑声，为眼直视，睛不能转，为脚肿。若脐下坚硬，为虚汗，非若风寒之易攻，直须以雄附姜桂橘术之类，作大剂与服，使药气相接，浸渍攻之，积日持久，乃当渐去，要以生附苍术为主也，不可以数服不见效用别药。《简易》

其寒多者，为痛为浮肿，非附子桂术，不能去也。其风多者，为烦热，为流走，为拘急，非麻黄薏苡乌头辈，不能散也。《活人》注。

○治伤寒中风，骨节疼痛，烦闷不得屈伸，近之则痛剧，汗出短气，小便不利，恶风，或身微肿，宜服此方。

麻黄二两　附子一两　白术二两　桂心二两　赤芍药一两　甘草一两

上件药，捣粗罗为散，每服四钱，以水一中盏，入生姜半分，煎至六分，去滓温服，每日四五服。《圣惠》○按：此本出中风中，然是甘草附子汤变方。《三因》附子麻黄汤，治寒湿所中，昏晕缓弱，或腰背强急，口㖞语声混浊，心腹䐜胀，气上喘，不能动转。于本方去桂心、芍药、生姜，加干姜、人参。○按：此等方，白术不如用苍术。

术附汤，若但寒头重，动则眩运，肌肉酸疼，牵急不得转侧，漐漐汗出恶寒，小便不利，大便反快，短气眩晕，足寒，或时咽痛，发热。此由寒湿之邪，客搏经络，阳气不得发泄，蕴于肌肉之间，谓之寒湿，其脉迟缓而小弦。

苍术四两　芍药　茯苓各三两　人参　甘草各一两　附子一两半

上为粗散，每服五钱，水二盏，煎一盏，去滓温服。《十便》引《指迷方》。

《易简》附子汤，治风寒湿合痹，骨节疼痛，皮肤不仁，肌肉重著，四肢缓纵，腰脚酸疼。于本方去苍术、茯苓，加白术、官桂，用生附，入姜煎。○以上重证。

伤湿又兼感寒，则拳挛掣痛无汗，惨惨烦痛，五积散。《要诀》

伤湿而兼感风者，若大发其汗，则风去湿在，已得汗而发热不去者，败毒散，加苍术一钱，防己半钱。同上○“防己”一作“防风”。

论风湿不可汗下，春夏之交，人病如伤寒，其人汗自出，肢体重痛，转仄难，小便不利，此名风湿，非伤寒也。阴雨之后卑湿，或引饮过多，多有此证。但多服五苓散，小便通利，湿去则愈，切忌转泻发汗，小误必不可救。初虞世云：医者不识，作伤风治之，发汗死，下之死。己未年京师大疫，正为此，予自得其说，救人甚多。壬辰年，予守官洪州，一同官妻有此证，因劝其服五苓散，不信，医投发汗药，一夕而毙，不可不谨也。大抵五苓散，能导水去湿耳，胸中有停饮，及小儿吐哯欲作痫，服五苓散最妙。初君之说详矣，予因广此说，以信诸人。《医说》引《信效方》。

凡冒露感雨，湿气内攻，而胸前凝滞者，此但可燥湿和中，若误下之，则湿气内攻，损伤脾胃，随必变痢，久则五液注下即俗名五色痢，变为四肢冰冷，手足开撒，昏沉神倦，尺寸沉微，泻遗无度。《锦囊》○以上轻证。

《金鉴》曰：温病复伤于湿，曰湿温。而《活人》则曰：伤湿而又中暑曰湿温，味其义意，当遵《金鉴》为是。盖伤湿而又伤暑，只可谓之伤暑湿，而不可谓之湿温也。夫曰湿温者，是湿而兼瘟也。或先瘟而中湿，或先湿而患温，与暑何涉焉？第瘟疫兼湿，又最难辨，唯于一身尽痛，痛极且不能转侧，恶饮汤水，目中视物皆红黄，身目色微黄，而无谵妄等症者，辨之始得。而湿症之中，又有湿热寒湿之分。湿热者，小便赤涩如马尿，浑浊色白，且有烦热，大便秘结诸症，宜人参白虎汤主之，或四苓散、大小分清饮、茵陈饮之类，皆可择用。若天久阴雨，湿气过胜，其人脏腑虚，大便滑，小便清，乃是寒湿，宜术附汤。但瘟疫兼湿热者多，而兼寒湿者少。北方风高土燥，患此者少，唯南方水乡卑湿，天气炎热，患者但多。春冬感者恒少，而夏秋患者恒多。所宜随其时地，而变通之。《说疫》

白虎加苍术汤，治湿温多汗。

知母六两　甘草炙，二两　石膏一斤　苍术三两　粳米三两

上锉如麻豆大，每服五钱，水一盏半，煎至八九分，去滓，取六分清汁，温服。此方出《伤寒微旨》，亦仿《金匮》白虎加桂汤。《活人》○以上湿温。

停　水

治伤寒中风发热，六七日不解，而烦渴欲饮水，而吐逆，**猪苓散**方。

猪苓一两　泽泻一两　赤茯苓一两　桂心半两　白术半两　葛根一两

上件药，捣粗罗为散，每服三钱，以水一中盏，煎至六分，去滓，温温频服。《圣惠》

治时气结胸，心下满实烦闷，宜服**猪苓散**方。

猪苓一两　泽泻一两　桂心半两　赤茯苓三分　川朴硝三两

上件药，捣细罗为散，每服不计时候，以粥饮调下二钱。《圣惠》

辰砂五苓散，治伤寒表里不解，头痛发热，心胸郁闷，唇口干焦，神思昏沉，狂言谵语，如见鬼神，及治瘴疟，烦闷不省者。

木猪苓去黑皮　白术洗，去芦　泽泻洗，锉　赤茯苓去皮　辰砂研，各十二两　肉桂去皮，八两

上为细末，每服二钱，沸汤点服。《和剂》

减桂五苓散，治伤寒时气，燥渴饮水。

赤茯苓　猪苓　白术各二两半　泽泻四两半

上㕮咀《万安方》引《良验方》，《得效》名四苓散。○按：此方本出《小儿方诀·疮疹论》。

桂苓甘露饮一名桂苓白术散，治伤寒中风，湿热内甚，或头痛口干，或吐泻烦渴，或小便赤涩。

桂半两　茯苓　白术各半两　甘草炙　泽泻　石膏　寒水石各二两　滑石二两

上为极细末，热汤调下三钱，欲冷饮者，新水调下，或生姜汤调下尤良，小儿服一钱。《直格》。《宣明论》有猪苓。○按：《小儿方诀》玉露散，一名甘露散，治伤热吐泻黄色。石膏、寒水石各半两，甘草，生，一分。为末，每服一字，或半钱，食后温汤调下，盖河间合之五苓散者。

益元散一名天水散，一名太白散，消蓄水，止渴利中，除烦热心躁。

滑石六两，白腻好者　甘草一两

上为细末，每服三钱，蜜多许，温水调下，或无蜜亦可，每时日三服，或欲冷饮者，新井泉调下，亦得。《直格》。《御药院方》名六一散。《标本》澹渗汤，即本方合五苓散。

导赤散，治小水不利，小腹满，或下焦蓄热，或引饮过多，或小水短赤而渴，脉沉数者，以利小便为先。

茯苓　猪苓　泽泻　桂枝　白术　甘草　滑石　山栀

中湿身目黄者加茵陈。水二盅，姜一片，灯心二十茎，槌法，入盐二字调服。《六书》

咳　喘

肺主气，形寒饮冷则伤之，使气上而不下，逆而不收，冲击膈咽，令喉中淫淫如痒，习习如梗，是令咳也。甚者续续不已，连连不止，坐卧不安，

语言不竟，动引百骸，声闻四近矣。咳之由来，有肺寒而咳者，有停饮而咳者，有邪气在半表半里而咳者，虽同曰咳，而治各不同也。停饮而咳者，小青龙汤所主，为水饮与表寒，相合而咳者，真武汤所主，为水饮与里寒，相合而咳者，又不可不知也。咳为肺疾，治之必发散而可矣。而又有不可发汗者，经曰咳而小便利者不可发汗，发汗则四肢厥逆冷；又曰咳而发汗，踡而苦满，腹中复坚。《明理论》

肺主气，形寒饮冷则伤肺，故其气逆而上行，冲冲而气急，喝喝而息数，张口抬肩，摇身滚肚，是为喘也。伤寒喘者，有邪气在表，气不利而喘者，有水寒之气，射肺而喘者，各不同也。经曰：喘而汗出者，与葛根黄芩黄连汤以利之；汗出而喘者，与麻黄杏子甘草汤以发之，二者如何而然也。且邪气内攻，气逆不利，而喘者，有因喘而汗出，见其邪气在里也，虽表未解，未可和之。若邪气外盛壅遏，使气不利而喘者，虽汗而喘不已，见其邪气在表也，虽经汗下，亦可发之。此亦古人之奥义。伤寒止于邪气在表而喘者，心腹必濡而不坚，设或腹满而喘，则又为可下之证。经曰：短气腹满而喘。有潮热者，此外欲解，可攻里也，为因满胀而喘矣。又或邪气内盛，正气欲脱，气壅上逆，亦主喘也。经曰：直视谵语，喘满者死。又汗出发润，喘不休者，此为肺绝；身汗如油，喘而不休，此为命绝，皆为不治之喘也。同上。○并节录。

治伤寒四日，因下后大渴，服冷药过多，喘急者，阴盛故也，宜服小青龙汤方。

于仲景原方中，加杏仁，入生姜，煎服。《圣惠》○节录。

杏子汤，治一切咳嗽，不问外感风寒，内所伤生冷，及虚劳咯血，痰饮停积，悉皆治疗。

人参　半夏　茯苓　细辛　干姜　芍药　甘草　官桂　五味子各等份

上㕮咀，每服五钱，水一盏半，杏仁，去皮尖，锉，五枚，姜五片，煎至六分，去滓，食前服。《易简》○今去人参不用。

石顽治里医吴佩玉次女，伤风咳嗽，先前自用疏风润肺止嗽之药不应，转加呕渴咽痛，求治于余，诊之六脉浮滑应指，作半夏散与之，三啜而病如失。或问，咳嗽咽痛而渴，举世咸禁燥剂，而用半夏辄效，何也？曰：用药之权衡，非一言而喻也。凡治病必求其本，此风热挟饮上攻之暴嗽，故用半夏、桂枝，以开通经络，迅扫痰涎，兼甘草之和脾胃，而致津液，风痰散而营卫通，则咽痛燥渴自已，设泥其燥渴，而用清润，滋其痰湿，经络愈壅，

津液愈结，燥渴咽痛，愈无宁宇矣。《绪论》

加减泻白散，治烦热胸膈不利，上气喘促，口干或咳者。

桑白皮二钱　橘红　知母　贝母　桔梗　甘草各一钱半　地骨皮一钱　细黄芩　瓜蒌仁去壳，各一钱五分

上用水二盅，煎至一盅，去渣温服。《蕴要》○按：此本出《宝鉴》。今去青皮，加贝母、瓜蒌仁。又泻白散，本是《小儿方诀》方，用桑白皮、地骨皮、甘草三味。

蒌贝养营汤，治解后痰涎涌甚，胸膈不清者。

知母　花粉　贝母　瓜蒌实　橘红　白芍　当归　紫苏子

水姜煎服。《温疫论》

因发汗时，汗出如水漏下，还复汗少，喘促不止，脉促而按之濡者，合当汗而解，脉促而汗之，实者死。若脉浮，手足微厥，面垢唇青，昏愦而喘者，阴阳未和，尚阻升降，宜服顺阴阳，**五味子汤**。○按：此主证可疑。

麻黄半两　人参　五味子　麦门冬　杏仁　橘皮　生姜各一分　大枣七枚

㕮咀，水三升，煮七合，去滓，通口服一盏，未瘥再作二三服。手足厥甚者，厚衣护其厥。《总病》

《活人》五味子汤，治伤寒喘促，脉伏而厥，于本方去麻黄。○《入门》名加味生脉散。

凡伤寒大下后，气虚发喘，目反脉微者，急用上党人参五钱，甚者一两，水一盅半，煎至半盅，服之喘定生，不定死。《明条》

阴证发喘，尤为恶候，斫丧之人，肾气上乘，而用肾气丸，杂以黑锡丹，导火归元。然多不救，加以动息摇肩，戴眼直视，汗出，厥逆者，立毙。大抵邪壅上盛，正气欲脱，必至喘满。《绪论》

有病后气虚，不能接续，非喘也，乃气短也。方书，用大剂生脉散，少佐陈皮二母主之。然此乃急症，须大剂八味加人参两许，方效。《西塘感症》

失　血

杂病衄者，实热在里，伤寒衄者，实热在表。《千金翼》曰：吐血有三种：一曰肺疽，二曰伤胃，三曰内衄。既吐血家，谓之内衄，则其鼻中出血者，可谓之外衄，是经络之血妄行也。经络热盛，阳气拥重，迫血妄行，出于鼻则为衄，桂枝汤麻黄汤治衄者，非治衄也，即是发散经中邪气耳。若邪气不得发散，拥盛于经，逼迫于血，则因致衄也，即非桂枝麻黄汤，专治衄

也。太阳病，脉浮紧，发热，身无汗，自衄者愈，是经中之邪，随而散则解矣。故知衄者，不待桂枝汤麻黄汤发散之也。衄者，若但头汗出，身无汗，及汗出不至足者死。黄帝亦以为不治之疾。《明理》

凡候热病而应衄者，其人壮热，频发汗未出，或未及，发汗，而鼻燥喘息，鼻气鸣，即衄。凡衄，小儿只一升数合，则热因之为然，若一升二升者死。巢源○据温病鼻衄候。“然”字，当作“歇”字。

若衄而成流者，不须服药，少刻自解，若点滴不成流者，必用服药无疑。经曰：夺血者无汗，夺汗者无血。俗人以血为红汗，厥有旨哉。《六书》○又曰：若点滴不成流者，其邪在经未解。

凡得衄血而解者，邪之轻也。若邪重者，虽衄血亦不解也。凡脉浮数，口干鼻燥热者，必衄也。凡吐血衄血，无表证，脉不浮紧者，不可发汗也。大抵衄血吐血，脉滑小者生，脉实大者死。或吐或衄后，脉微者易治，若热反盛，脉反数急者死也。凡血得热则行，得冷则凝，见黑则止，所以犀角地黄汤中，加好京墨一二匙搅药令黑，与之最效也。《蕴要》○按：《大白》云：外感之衄，脉大者易治，沉涩者难医，亦一说也。

伤寒发热无汗，因致衄者，此热随衄散，谓之红汗。不可即止，亦不可太多，即止热不能解，太多又能虚人。即止者，还宜清凉解表，太多者，又宜滋补气血。《直解》

麻黄升麻汤，治伤寒发热，解利不行，血随气壅，世谓红汗是也。

麻黄去节，汤，二两半　升麻一两一分　黄芩　芍药　甘草生　石膏煅　茯苓各一两

上锉散，每服四大钱，水一盏半，姜三片，煎七分，去滓热服，微汗解。《三因》

石顽治歙客黄姓者，正月间患伤寒，衄血甚多，必发于卯刻，数日不止，面上怫郁，头痛身微热，脉浮大而数，按之则芤，意谓衄血既多，则热邪当解。此独不解者，先必邪气在经，点滴之衄，误服凉血止截药所致。遂与越脾汤一剂热服，得汗而解，但至夜则身有微热，更与当归补血汤，四剂而安。《绪论》

若衄已而热不退者，惟升麻葛根汤、败毒散、阳旦汤为稳。《要诀》

曾氏家学，治伤寒七八日不解，自胸上至头目，黑紫壅肿，寸脉浮大而数，是欲作衄，而不能出也。西北方人，或于两尺泽中，出血如射，即安。《治例》

《深师》**黄土汤**，疗鼻衄，去五脏热，气结所为，或吐血者方。

当归　甘草炙　芍药　黄芩　芎䓖各三两　桂心一两　生地黄一斤　青竹皮一两　釜月下焦黄土如鸡子一枚，碎，绵裹

上九味，切，以水一斗三升，煮竹皮减三升，去滓，纳诸药，煮取三升，分四服。忌海藻、菘菜、生葱。《外台》○按：《千金》无桂心。

《圣惠》治热病鼻衄，黄龙汤。于本方去芎䓖、桂心，加川升麻、川朴硝。

治伤寒心肺热毒，鼻衄不止，或兼唾血，宜服**黄连散**方。

黄连三分　黄芩一两　栀子仁半两　甘草半两　伏龙肝三分　淡竹茹一两

上件药，捣筛为散，每服五钱，以水一大盏，入生姜半分，煎至五分，去滓，入生地黄汁一合，乱发灰一钱，搅令匀，更煎三两沸，不计时候，放温，频服之，以瘥为度。《圣惠》

治时气鼻衄，烦躁不止，头痛气逆，宜服**石膏饮子**方。

石膏二两　甘草半两　赤芍药一两　黄芩一两　柴胡一两　桂心半两　生地黄三两

上件药，细锉和匀，每服半两，先以水一大盏半，浸伏龙肝二两，澄取清一大盏，煎至五分，去滓，不计时候温服。《圣惠》

治伤寒上焦壅热，心神烦躁，鼻衄不止，宜服**黄芩散**方。

黄芩三分　川大黄三分　栀子仁一分　犀角屑半两　石膏三两　羚羊角屑半两　蓝叶三分　甘草半两　川朴硝一两

上件药，捣筛为散，每服五钱。以水一大盏，煎至五分，去滓，不计时候温服，以瘥为度。《圣惠》

衄而烦者，竹叶石膏汤，以散经中之邪。《入门》

○生地芩连汤，治鼻衄成流，久不止者，或热毒入深，吐血不止者。

黄芩　山栀　桔梗　甘草　生地黄　黄连　柴胡　川芎　芍药　犀角如无，升麻代之。

外用劫法，水纸搭于鼻冲。○次条山栀方是。水二盅，枣二枚，煎至八分，槌法，临服入茅根捣汁，磨京墨调服。如无茅根，以藕捣汁亦可。《六书》

伤寒鼻衄，成流久不止者，将山栀，炒黑色，为细末，吹入鼻内，外将水纸，搭于鼻冲，其血自止。《六书》

凡时行衄，不宜断之，如一二升以上，恐多者，可断，即以龙骨末吹之。《千金》

○治伤寒鼻衄，肺间有余热故也，热因血自上不止，用此方。

牡蛎二两半　石膏一两六铢

上二味，治下筛，酒服方寸匕，日三四，亦可蜜丸，如梧子大，用治大病瘥后，小劳便鼻衄者。《千金》○按：此本出《肘后》。

○治伤寒口鼻俱出血，可及三五升，宜服此方。

乱发灰半两　伏龙肝一两

上件药，同研令细，每服不计时候，以新汲水，调下二钱，频服，以瘥为度。《圣惠》

治伤寒衄血，**滑石汤**。

滑石末，不以多少，饭丸如桐子大，每服十丸，微嚼破，新水咽下，立止。只用药末一大钱，饭少许同嚼下，亦得，老幼皆可服。汤晦叔云：鼻衄者，当汗不汗所致，其血青黑，时不以多少勿得止，宜服温和药，以调其营卫，才见血鲜，急以此药止之。《本事》

三黄补血汤，治衄血下血，人弱者，服之即止。

熟地黄二钱　生地黄二钱　当归二钱　柴胡五分　芍药三钱　升麻一钱　牡丹皮一钱半　川芎一钱　黄芪一钱

上用水二盅，煎至一盅服。《蕴要》

有衄后病反重者，更伤其阴也，大为危候。其衄势必大甚，六味饮加生地黄、生白芍。若血来太多，致耗中气，当大补其阳，当归补血汤加人参、甘草。虑虚火上浮，加麦冬、五味。《西塘感症》○当归补血汤，系当归黄芪二味，本出东垣，以上衄血。

衄出于肺，行清道，吐出于胃，行浊道。衄血之热，在经在表，吐血之热，在腑主里，血之存于胃中者，为守营之血，守而不走。诸阳受热，当汗不汗，热毒深入于中，其血为火所逼而上逆，随从肺窍，出于咽而为吐矣。亦有蓄血上焦而吐者，瘟疫患此，始终一于为热。实者，犀角地黄汤；稍虚者，黄芩芍药等汤，加减出入，便可奏效。《说疫》

常见世医，每每遇伤寒吐血，则曰伤寒变成火疾，是以实为虚，妄投滋阴降火等药，致病者毙而后已，深可叹也。不知伤寒吐血，乃表邪入里，为有余之邪，可攻之，可清之，可破之，邪去则血止矣。若火症吐血，乃内伤七情，阴虚阳盛，为不足之症，可补之，可温之，可滋之，阴盛则血止。二症一虚一实，以此观之，大相矛盾，又安得以伤寒吐血，为虚症吐血乎！《五法》

《撄宁生卮言》云：血溢血泄，诸蓄妄证，其始也，予率以桃仁、大黄，行血破瘀之剂，折其锐气，而后区别治之，虽往往获中，犹不得其所以然也。后来四明，遇故人苏伊举，问论诸家之术。伊举曰：吾乡有善医者，每治失血蓄妄，必先以快药下之，或问失血复下，虚何以当？则曰：血既妄行，迷失故道，不去蓄利瘀，则以妄为常，曷以御之？且去者自去，生者自生，何虚之有？予闻之愕然曰：名言也。昔者之疑，今释然矣。《准绳》

昔陶尚文治一人，伤寒四五日，吐血不止，医以犀角地黄汤、茅花汤等药治之而反剧，遂请陶公视之，切其脉浮紧而数，若不汗出，邪无由而解矣，遂用麻黄汤一服，汗出而愈。此陶公可谓得仲景之心法矣。《蕴要》

凡吐血不止，以三棱针，刺冲阳穴出血，最效。同上。

伤寒咯血，犹难救疗，况吐血乎！凡吐血皆非美恙，初病犹可用工，有陆续而来，或经数时而复吐者，断不可救药也。通用萝卜汁一小盏，入新汲水，煎茅花主之。血热者，黄连阿胶汤，《证治》○《书括》此有“论”字通用地血散、柏皮汤、三黄泻心汤。《总括》○《绪论》云：血虚而热，虽赤不结，黄连阿胶汤。《大还》云：吐鲜血不止，躁渴者，黄连解毒汤，加丹皮、茅花、京墨。

治伤寒吐血，心烦不食，宜服**伏龙肝散**方。

伏龙肝三两　生干地黄一两　柏叶一两　茜根一两　阿胶一两　黄芩一两　黄连一两　甘草一两半

上件药，捣粗罗为散，每服四钱，以水一中盏，煎至六分，去滓，不计时候温服。《圣惠》。又治伤寒心热，及余毒不退，吐血一二升不止，生干地黄散，于本方去柏叶、茜根、阿胶、甘草，加黄柏、吴蓝、麦门冬。

治伤寒吐血不止，**柏叶散**方。

青柏叶一两　生干地黄一两　阿胶一分

上件药，捣筛为散，以水一大盏半，煎至一盏，去滓，别搅马通汁一合相和，更煎一两沸，不计时候，分温三服。《圣惠》此即仲景柏叶汤变方。

○治伤寒壅极吐血，百治不瘥方。

生地黄汁一中盏　川大黄一分，锉，微炒，杵末

上件药，先煎地黄汁三两沸，纳大黄末，调令匀，不计时候，温服。《圣惠》。《总病》名大黄散。○按：此方，本出《千金》治虚劳吐血。

吐血虽属伤阴之证，宜滋阴养血，然亦有阳虚不能摄血，而血外溢者，宜用参苓芪术，补气以摄血。若阳虚已极，兼畏寒足冷，饮食不进，呕吐泄泻，急用姜桂附子之类，不可泥以为吐血属火，而概用滋阴也。《直解》

失血少血，或尺脉迟，或诸脉不出，汤剂中须以人参为佐。《总括》

有阴症凝寒，脉来迟细，腹痛厥逆，呕吐紫黑色者，亦不可治之矣。《明条》

若暴吐腐臭之血，名曰内溃。内溃者，死。《金鉴》〇以上吐血。

凡下血便脓血，有阳证阴证，冷热之不同，要在辨之而已。古人言见血无寒，又言血得热而行，皆大概之言也。大抵十分中，有八九分属热，间有一二属寒也，故不可一概而治之矣。《略例》曰：〇原作"《要略》曰"，今改阳证内热，则下鲜红之血，阴证内寒，则下紫黑成块，或如豚肝也。〇按：《明条》亦曰热伤其血，血得热而暴行，所下者，必红赤成流。寒伤其血，血得寒而凝结，所下者必紫黑成块，愚意似未必然。又《绪论》曰：阴证内寒，则下衃血，若紫黑成块，或如豚肝，及下血水多者，皆难治也。且夫阳证则脉数，若数而有力者，为实热，可以纯苦之药治之，要当养血药中，少佐一二味寒药可也。若阴证则脉迟，迟而有力者为有神，可治；迟而无力者为无神，难治。若下血脉洪大，急硬不和者，死。若脉虽大而和者，乃可治也。《蕴要》

〇孙用和治阳毒入胃，下血频，疼痛不可忍。

郁金五个，大者　牛黄一皂荚子大

别细研，二味同为散，每服用醋浆水一盏，同煎三沸，煎服。《证类》《圣济》治伤寒汗后，阳毒入胃，下血频并，痛不可忍，胜金散，即本方。

桂附六合汤，治阴证下血，紫黑如豚肝。

川芎上　当归上　芍药中　熟地黄中　官桂下　附子下，炮

上水二盅，煎至一盅。《蕴要》〇按：《略例》云下而血者芎归术附汤、桂附六合汤，而不载其方，盖即是也。

凡阴症内寒下血，必用干姜，炒半黑用之，如神其效也。同上〇以上下血。

瘀血胃实兼蓄血，亦见"阳明病"中

冲脉为血之海，即血室也，男女均有此血气，亦均有此冲脉，冲之得热，血必妄行。在男子则为下血谵语；在妇人则于经水适来适去之时。经气尚虚，邪乘虚入，或热退而胸满谵语，或蓄血而寒热似疟，皆谓之热入血室。私窃怪夫世俗常谈，凡病皆先调气，而血之一字，念不到焉，其间一二，亦知理血。则曰：妇人有之，不思血气，即阴阳也，负阴抱阳，中两

间而为人，谁独无此血气哉！否则张朱之书，所谓桃仁承气汤、抵当汤丸之类，是特为妇人设耳。然而血证之脉何如？曰挟血者，脉来乍涩乍数，闪灼明灭，或沉细而隐伏也。若夫血热交盛，则寸关洪盛。大抵多于左手见之，左手主血，固如是尔。经云：血上逆则妄，血下蓄则狂。下焦蓄血，小便必自利，血结之处，又当以此推之。《总括》○《绪论》云：凡血滞不行，则脉乍涩乍数，或沉或伏，若血热交并则洪盛，血虚则芤虚，中有瘀则芤中带弦，此一定法也。

诸阳受热，其邪在表，当汗不汗，致使热毒入脏，积瘀于内，□成吐血。盖伤寒失汗，则邪热化为恶血，或蕴毒不除，亦能□腐其血。凡眼闭目红，神昏语短，心忪痛闷，眩冒迷忘，漱水燥烦，呕吐喘促，惊狂谵语，鼻衄唾红，背冷足寒，骨热肤哄，四肢厥逆，多汗顽痰，胸胁小腹满急，大便黑而微利，小便多而不禁，此等皆瘀血证也。男女均有此血脉，妇人伤寒，尤多见之，以其得病于经水来去之期，或受病中间，经水适至耳。血之为痛，大抵夜重日轻，或昼明了，而暮谵语，血属阴，从其类也。前证不必悉具，但见其一二分晓，便作血证主张，犀角地黄汤、小柴胡汤○又云：小柴胡加桃仁、大黄、桃仁承气汤、三黄汤丸，酌量轻重用，瘀血结甚，抵当汤丸主之。原此下云：诸汤皆以川芎为佐。取尽大便黑物则佳。同上。

若病人无表证，不发寒热，胸腹满唇燥，但欲漱水不欲唾者，此为有瘀血，必发狂也。轻者，犀角地黄汤，甚者，抵当汤。《活人》

胃实失下，至夜发热者，热留血分，更加失下，必致瘀血。初则昼夜发热，日晡益甚，既投承气，昼日热减，至夜独热者，瘀血未行也，宜桃仁承气汤。服汤后，热除为愈，或热时前后短缩，再服再短，蓄血尽而热亦尽，大势已去，亡血过多，余焰尚存者，宜犀角地黄汤调之。又有热入血室，非蓄血，未可下，宜审。《温疫论》

大便溏腻如漆者，为蓄血；若黑燥如煤者，为燥结，非蓄血也。蓄血证，舌苔有边白中黑，而极薄润，必无干燥焦黄者，以血属阴，无大实热故也。《绪论》

《小品》芍药地黄汤，疗伤寒及温病，应发汗而不发之，内瘀有蓄血者，及鼻衄吐血不尽，内余瘀血，面黄大便黑者，此主消化瘀血。○按：《大白》云：衄血吐血，若蓄聚瘀结，犀角地黄凝滞，此说不必，且此云瘀血，盖非凝坚之谓也。

芍药三分《千金》三两　地黄半斤《千金》生地黄　丹皮一两《千金》二两　犀角屑一两

上四味，切，以水一斗，煮取四升，去滓，温服一升，日二三服。有

热如狂者，加黄芩三两。其人脉大来迟，腹不满，自言满者为无热，不用黄芩。《外台》

《千金》名犀角地黄汤，喜忘如狂者，加大黄二两，黄芩三两，其人脉大来迟，腹不满，自言满者，为无热，但依方不须有所增加。

《圣惠》治热病发汗而汗不发，致内有积瘀，故吐血不止，生干地黄散，于本方加刺蓟、柏叶。

《元戎》犀角地黄汤，治心经邪热，及发狂，于本方去芍药，加朱砂、黄连、白茯苓。此犹用之本方证，而膈热甚者为佳，故录于兹。

《蕴要》加味犀角地黄汤，治血结胸中，手不可近，其人漱水不欲咽，或喜忘如狂，或大便黑色，小便自利，此血结胸中，于本方加大黄，血未下者，更加桃仁。

《入门》表热，加柴胡、黄芩。鼻衄加山栀，内热甚加黄连。

《温疫论》先将地黄，温水润透，铜刀切作片，石臼内捣烂，再加水如糊，绞汁听用。其滓入药内煎，药成去滓，入前汁合服。

血积胸中，热之甚也，以**犀角地黄汤**。

生地黄二两　黄芩一两半　黄连一两　大黄半两

上㕮咀，水三盏，秤一两，煎至二盏，去滓，食后服之。《洁古注脉诀》○按：方中无犀角，盖犀角消毒饮之例，然加用最妙，又诸家所称犀角地黄汤，皆是前方，非此方也。

○**韩氏《微旨》方地黄汤**，治病人七八日后，两手脉沉迟细微，肤冷，脐下满，或喜或忘，或狂或躁，大便实而色黑，小便自利者，此蓄血证俱也。若老年及少年，气虚弱者，宜此方主之。

生地黄自然汁一升，如无生地黄只用生干地黄末，一两　生藕自然汁，半升，如无藕以刺蓟汁半升，如无刺蓟汁用刺蓟末，一两　蓝叶一握，切碎，干者末，半两　虻虫三十个，去足、翅，炒黄　大黄一两，锉如骰子大　桃仁半两，微炒　水蛭十个

上同一处，水三升半，同慢火熬，及二升以来，放冷，分三服。投一服，至半日许，血未下再投之。此地黄汤，比抵当汤丸，其实甚轻也。如无地黄汁与藕汁，计升数添水同煎。《元戎》

生漆汤，病人七八日后，两手脉沉细而数，或关前脉大，脐下满，或狂走，或喜忘，或谵语不大便，小便自利。若病人年少气实，即血凝难下，恐抵当丸力不能及，宜此：

生地黄汁一升，如无汁，只用生干地黄三两半　犀角一两，镑为末　大黄二两，锉碎如

骰子大　桃仁三十个，拍碎

上作一处，用水三升，好酒一升。慢火熬三升以来倾出，滤去滓，再入锅。投点先生漆一两半，再熬之，至二升即住，净滤去滓，放冷作三服。每投服，候半日许血未下，再投一服，候血下即止服药。如无生地黄汁，更添水一升同煎。《元戎》

卷　八

兼变诸证中

结胸胸满

病人以伤寒为大患，伤寒以结胸为恶证。又结胸有阴阳，阳结者，阳盛下之太早；阴结者，阴盛下之太早。拘结胸何以辨明？阳结则实痛，阴结则暄痞。其病伤寒之叉手偃仰满硬攻心，起而两目上视，才坐两足前移。医者见此证，便投陷胸丸。若阳结则痊，阴结则杀之。《万安方》引《究原方》○按：此论不纯，且文有论脱，然其理稍通，姑录存之。考成无己曰：伤寒错恶，结胸为甚。

张兼善曰：下早结胸，事之常；热实结胸，事之变。其热实传里为结胸，乃法之关防不尽者。《选录》

凡结胸，有兼发黄，有兼发斑，或发狂，或呃逆者，最重。但脉微细沉，手足冷者，皆难治也。若脉沉紧、沉滑、沉实，或数大有力者，乃可攻之也。《蕴要》○按：《医纲》孙兆治伤寒胸腹满，面黄如金色，下小陷胸汤，寻利良愈。

大抵结胸之脉，要沉紧滑实者，乃可下之；沉微细小者，决难救矣。若结胸喘急直视者，结胸昏愦厥逆者，结胸狂乱呃忒者，结胸二三下不退者，此皆死候也。《明条》

陷胸汤，治胸中心下结积，饮食不消方。

栝楼实　大黄　黄连各二两　甘草一两

上四味，㕮咀，以水五升，煮取二升五合，分三服。《千金》

《翼方》加甘遂。《元戎》小陷胸汤，于本方去甘草。

水二盏，先煮栝楼实，至一盏半，下诸药，煎至八分，温服，未利再服。下黄涎。○按：此方本出《千金》坚癥积聚中，今治结胸，证在大小陷胸之间者，甚效，因录于此。

治伤寒十余日，热气结于胸中，往来寒热头痛，宜服**大黄散**方。

川大黄一两　柴胡一两　枳实三分　川朴硝一两　赤芍药一两　黄芩一两　虎掌三分，微炒

上件药，捣筛为散，每服四钱。以水一中盏，入生姜半分，煎至六分，去滓，不计时候温服。《圣惠》〇按：此仍大柴胡汤加芒消，今用以彼而可。

治伤寒十余日，热气结于胸中，往来寒热不定，宜服**柴胡散**方。

柴胡三分　枳实三分　赤芍药三分　甘草半两　半夏三分　黄芩三分　桔梗一两

上件药，捣粗罗为散，每服五钱。以水一中盏，入生姜半分，枣二枚，煎至六分，去滓，不计时候温服。《圣惠》

若伤饮不解散，成结胸之证，临时，择用大小陷胸汤丸，累下之。脉浮者，不可下，是表证未出，小柴胡合小陷胸汤投之。《心要》

若按心胸，虽满闷不痛，尚为在表，未入乎腑，乃邪气填于胸中，只消小柴胡加枳桔，以治其闷。如未效，本方对小陷胸，一服如神。《六书》当参少阳病，小柴胡加减法。

伤寒下之太早结胸，黄连解毒汤，加枳壳。伤寒结胸虚痞，凉膈散加枳壳、桔梗。《标本》

治伤寒痞气，胸满欲死，**枳壳汤**。

桔梗　枳壳炙，去穰，各一两

上锉如米豆大，用水一升半，煎减半，去滓，分二服。

伤寒下早，则气上膨胸，世俗即谓之结胸，多更用巴豆、粉霜、腻粉下之，十有七八死。此盖泻其下焦，下焦虚，则气愈上攻胸膈，多致不救。凡胸胀病，只可泻膈。若按之坚硬而痛，此是结胸。如胸有水，须用大黄甘遂辈下之，陷胸丸之类是也。若按之不甚硬亦馆本，有“甚”字痛，此名痞气。上馆本，“正”虚气热鼓胀，只可用黄芩、黄连、大黄之类化之。尝有人患胸满，已危困，作结胸痞气，治皆不瘥。文馆本，“史”大夫以此汤饮之，下黄水一升许，遂瘥。予得此法，用之如神，若是痞气，莫不应手而消。凡伤寒胸胀，勿问结胸痞气，但先投此药。若不瘥，然后别下药，缘此汤但行气下膈耳，无他损。《苏沈》

孙用和云：胸满则诸泻心汤，审证用。《总括》〇以上阳证。

大陷胸汤方

桂枝四两　甘遂四两　大枣十二枚　栝楼实一枚，去皮　人参四两

上五味，以水七升，煮取三升，去滓，温服一升。胸中无坚，勿服之。《玉函》

崔氏，其年时行四五日，大下后，或不下，皆患心下结满，两胁痞塞，胸中气急，厥逆欲绝，心胸高起，手不得近，不过二三日，辄便死殁。诸医用泻心汤，余用大小陷胸汤，并不得疗。重思此是下后虚逆，而气已不理，而毒复上攻，毒气相搏，结于胸中，纵不下者，毒已入胃，胃中不通，毒还冲上，复搏于气，气毒相激，故致此病。疗之当先理其气，次下诸疾，思与**增损理中丸**方。

人参二两　白术二两　甘草二两，炙　干姜六分，炮　栝楼根二两　枳实四枚　茯苓二两　牡蛎二两，熬

上八味，末之，以蜜和为丸，服如弹子一丸，熟水下，不歇复服。余时用此，效的神速，下喉即折，续复与之，不过服五六丸，胸中豁然矣，用药之速，未尝见此。然渴者，当加栝楼，不渴除之。下者当加牡蛎，不下勿用。余因以告领军韩康伯、右卫毛仲祖、光禄王道豫、灵台郎顾君苗、著作商仲堪诸人，并悉用之，咸叹其应速。于时枳实乃为之贵。○按：此下，《苏沈》所引文颇异，今录下方。

难者曰：伤寒热病，理中温药。今不解之以冷，而救之以温，其可论乎？余应之曰：夫今诊时行，始于项强赖色，次于失眠发热，中于烦躁思之，终于生疮下痢，大齐于此耳。忌海藻、菘菜、酢物、桃、李、雀肉等，《深师方》同。《外台》。缘此病由毒攻于内，多类少阴。泄利之后，理应痞结，虽已泄利，毒尚未除。毒与气争，凝结于胸，时或不利，而毒已入胃，胃中不通，毒必上冲。或气先不理，或上焦痰实，共相冲结，复成此患。大抵毒之与气，相干不宣，关津壅遏，途径不通。故泻心疗满，而不疗气，虽复服之，其瘥莫由。疗气理结馆本云：疗毒气结，莫过理中丸，解毒通气，痞自消释。然干姜性热，故减其分，茯苓通津，栝楼除渴，牡蛎止利，谨审其宜，无不得矣。

家人黄珍者，得病如上，其弟扶就叔尚书乞药。余曰：可与理中丸。坐中数客，皆疑不可，予自决与，于箱中取一弹丸与之。竺法太调予曰○按：调，调戏也：此人不活，君微有缘矣。与时合瞑许，此至三筹○按："此"疑"比"讹，扶又来，便叩头自搏，四座愕然，谓其更剧？叔问何如，扶答：向药一服，便觉大佳，更复乞耳。予谓竺，向答曰：上人不忧作缘，但恐夜更来乞，失人眠耳，果尔，如何。余复与数弹丸，明日便愈。叔遂至今用之。

护军司法馆本，作“马”刘元宝妾病亦如此，叔复与之，一服如鸡子一枚，便瘥。叔知故文武，遂多蒙救济，伤寒难疗，故详记焉，此行功自叙也。余以此丸，与枳壳汤兼服，理无不验。理中丸所用枳实，只是枳壳，古人只谓之枳实，后人方别出枳壳一条。《苏沈》。《肘后》去甘草，云：若嗽，加栝楼二两；吐，加牡蛎二两。《活人》去栝楼根、牡蛎，名枳实理中丸。《活人书括》去茯苓，加黄芩。《元戎》引王朝奉同。《要诀》寒实结胸，虽痛而无烦躁等证，此因下后虚逆，寒气独结，宜理中汤。加枳实半钱，茯苓一钱，或枳实理中丸。《蕴要》若脉沉寒甚者，须加附子，炮熟，二钱，或三钱，斟量用之。○按：本方所立，盖本于《金匮》胸痹人参汤之意。

○罨伤寒结胸法，凡病伤寒结胸，其有中气虚弱，不堪攻击。内消者，须以此法外罨之，则滞行邪散，其效如神。

葱白头　生姜　生萝卜此味加倍，如无以子代之

上用葱、姜各数两，萝卜倍之，共捣，一处炒热。用手巾或白布，包作大饼，罨胸前胀痛处。此药须分二包，冷则轮换罨之。无不即时开通，汗出而愈，但不宜太热，恐炮烙难受也。《景岳》○以上阴证。。

脏　结

卢子繇言，脏结舌上苔白滑。滑者，纯阴之极，不可攻也。盖舌乃心之苗，红赤是正气，苔白而滑，如物入水中，色剥而白也。按脏结一证，昔人以仲景言舌上白苔滑者难治，又谓不可攻，复云此名脏结死，遂至置而不讲。殊不知仲景所谓舌白苔滑者，以其仍有热邪内结，所以生苔，若无邪结，则苔不生矣。只因里气素虚，不能蒸热，故见阳证，发见舌苔，亦不得干燥，以其本虚邪结，故为难治，非真不治也。谓不可攻者，以其饮食如故，知邪不在胃也。时时自利，其肠中亦无留结也。邪既不结于肠胃，攻之无益，徒伐元气耳。至于素有痞积，又加邪结，新旧两邪，相搏不解，故死。虽然，未可概为死证，而委之不救也。喻嘉言曾举黄连汤，余尝用连理汤治之。亦有能食自利，腹胀急者，用备急丸。有腹痛引胁下，不可按者，用附子泻心汤。有素有痞积，痛引阴筋者，用四逆汤，加萸桂等。往往获效，贵在临证活法耳。《绪论》○此说未确，姑存之。《石室秘录》脏结，小腹与脐傍牵痛，以至前阴。治方用人参、白术、甘草、附子、当归、肉桂，煎服，名散结救脏汤。

发　斑

沈氏曰：仲景《伤寒论》无发斑明文，而伤寒发斑症极多。历代言及斑症者，皆据《金匮》阳毒云云。

夫热病在表，或未发汗，或五字，从伤寒候补已发未解，或吐下后，而热毒气不散，烦躁谬言语，此为表虚里实，热气躁于外，故身体发斑如锦文。凡发斑不可用发表药，令疮开泄，更增斑烂，表虚故也。巢源。

发斑者，下之太早，热气乘虚故也。下之太迟，热留胃中，亦发斑。服热药过多，亦发斑。微者赤斑出，五死一生；剧者黑斑出，十死一生。《活人》注○此说，赵嗣真引王仲弓。仲弓，即王实也，赵言出《准绳》。又《千金》华佗云：若热毒在外，未入于胃，而先下之者，其热乘虚入胃，即烂胃也云云。其热微者，赤斑出，此候五死一生。剧者，黑斑出者，此候十死一生。即此说所本。

伤寒发斑有三，一曰下之太早，二曰下之太迟，三曰已是热症投热药。三者，皆能令人发斑。故下之太早，热气乘虚入胃，熏灼脏腑，热无所出，乃见于皮肤，而为斑烂矣。下之太迟者，热留胃中，伏热不得伸越，内则腐烂胃腑，外则发而为斑矣。病是热症，误投热药者，是以热济热，如抱薪救火，致热延燎，故发而为斑矣。失下者通之，热在内者清之、散之。然今之发斑，皆曰斑者，非斑也，乃疹也。疹之越，亦若斑之状，小者如粒，大者似指，皆有头而不平者是也。若斑之起，或如人面，如手掌，如云片之状，皆平而无头者是也。故疹则热浅易治，斑则热深而难治也。《五法》

病证属阳，误投温药，或当汗不汗，或当下不下，或汗下未解，阳热内然，蒸溽外迫，热毒入胃，皆致发斑。盖热必伤血，血热不散，里实表虚。由是热气乘虚，出于皮肤，轻则如疹子，重则如锦纹是尔。斑家谨勿发汗，汗之重令哄泄，疮烂又加多也。凡斑略见一二，须早图之，日子稍延，独阳绝阴，不可救药。其发黑斑者，热剧胃烂无及矣。然而斑之方萌，与蚊迹类焉，又不可误用药也。发斑多见于胸腹，蚊迹多在手足之间。关前阳脉洪大，病人昏愦，先红后赤者，斑也。阳脉不洪，病人自静，先红后黄者，蚊也。发斑属阳，阳毒具而阴脉形，或大便自利，或怫郁气短，而燥粪久不得通《六书》○此下云：又如果实靥者，卢扁复生，莫施其巧。发斑通用升麻葛根汤、败毒散、犀角地黄汤。热多者玄参升麻汤，加生姜、乌梅。有下证者，少与调胃承气汤。孙兆用紫雪一剂《活人》云：或与紫雪大妙，可下者，与调胃承气汤。○按：

一剂二字，盖讹，《证治》论用白虎加人参汤。发斑汤剂，须以紫草、川芎为佐。血热内结者，与小柴胡汤。发斑小点稀疏，色常鲜红者，易治。或如锦纹，隐起饼搭者，难治。若初发色红，渐次微黯，良久黯又转甚，面色肌肉黧晦者，断不可救。初发便如黑痣者，亦然。赤斑五死一生，黑斑十死。凡内外热炽、汗下不解、烦闷咳呕、足冷耳聋，便是发斑之证。《总括》

伤寒发斑，先用纸燃灯，照看病人面部胸膛，四肢背心，有红点起者，乃发斑也。大抵鲜红起发者吉，虽大亦不妨，但忌稠密成片，紫赤者难治，杂黑者尤为难也。有来势急者，发热一二日便出斑，来势缓者，发热三四日而出也。凡斑既出，颇得脉洪数有力，身温足暖者，易治；若脉沉小，足冷，元气弱者，多难治。凡斑欲出未出之际，且与四味升麻汤，先透其毒。若脉弱者，倍加人参；食少大便不实者，倍加白术生之；若斑已出，则不宜再升发也，又不可发汗，汗之更增斑烂，又不宜早下之，则斑毒内陷也。如脉洪数，热盛烦渴者，以人参化斑汤主之。若消斑毒，或以犀角玄参汤、大青四物汤之类。如热毒内甚，心烦不得眠，错语呻吟者，以黄连解毒汤加升麻、玄参、大青、犀角之类主之。热甚烦渴喘咳者，解毒合化斑汤主之。若斑势稍退，内实不大便，谵语有潮热者，大柴胡汤加芒硝，或调胃承气汤下之。

曾治一人，伤寒发斑，四肢强鞕，昏沉谵语不知人，大便四五日不通。以调胃承气汤，一下而愈。如未可下，有潮热烦渴者，且与小柴胡汤，去半夏加黄连、山栀、黄柏、栝楼根主之。或加大青亦佳，如无，以大蓝叶代之，或真青黛代之，亦可。大抵解胃热胃烂之毒，必以黄连、大青、犀角、玄参、升麻、青黛、石膏、知母、黄芩、山栀、黄柏之类。要在审察病情，合宜而用之矣。凡斑已出未出之时，切不可便投寒凉之药，以攻其热，并饮凉水等物，恐伤胃气，作呕吐也。凡治斑，不可专以斑治，必察脉之浮沉，病之虚实而治之，则为善治斑也。《蕴要》〇按：原分伤寒、时气、温毒、阳毒、内伤寒、阴证六证，颇属冗杂，今撮其要，并加错易，但阴证录出于后。

发斑证，轻则如疹子，重则如锦纹。其致此之由，虽分数种，然总由寒毒不解而然。如当汗不汗，则表邪不解；当下不下，则里邪不解；当清不清，则火盛不解。《瘟疫论》〇《类编》此下云：有疫毒钟厚，而蓄毒不解者。当补不补，则无力不解。或下之太早，则邪陷不解；或以阳证，误用温补，则阳亢不解；或以阴证，误用寒凉，则阴凝不解。凡邪毒不解，则直入阴分，郁而成热，乃致液涸血枯，斑见肌表，此实毒邪固结，营卫俱剧之证也。但斑有微甚，势有重轻。轻者，细如蚊迹，或先红而后黄；重者，成粒成片，或先红而后赤。轻者，只在四肢；重者，乃见胸腹。轻者，色淡而隐；重者，色紫而显。若见黑斑，或大便自利，或短气，或二便不通，则十死九矣。凡病伤寒，而汗下温清，俱不能解，及足冷耳聋，烦闷咳呕者，便是发斑之候。《景岳》

邪留血分，里气壅闭，则伏邪不得外透而为斑。若下之，内壅一通，则卫气亦从而疏畅，或出表为斑，则毒邪亦从而外解矣。若下后斑渐出，不可更大下。设有下证，少与承气，缓缓下之。若复大下，中气不振，斑毒内陷则危，宜托里举斑汤。《温疫论》

凡斑疹初见，须用纸捻，照看胸背两胁。点大而在皮肤之上者为斑，或云头隐隐，或琐碎小粒者为疹，又宜见而不宜多见。按方书谓，斑色红者属胃热，紫者热极，黑者胃烂，然亦必看外症所合，方可断之。春夏之间，湿病俱发斑疹，甚如淡红色，四肢清，口不甚渴，脉不洪数，此非虚斑，即阴斑。或胸微见数点，面赤足冷，或下利清谷，此阴盛格阳于上，当温之。若斑色紫而点小者，心胞热也。点大而紫，胃中热也。斑黑而光亮者，热毒极炽，虽属不治。然其人气血充者，依法治之，或有可救。若黑而晦者，必死。黑而隐隐，四旁赤色者，乃火郁内伏。大用清凉透发，间有转红而可救者，又有夹斑带疹，皆是邪之不一，各随其部而泄。然斑属血者恒多，疹属气者不少。斑疹皆是邪气外露之象，发出之时，宜神情清爽，方为外解里和。如斑疹出而昏者，此正不胜邪而内陷，或胃津内涸之故矣。《吴医汇讲》叶天士《温证论治》。

凡伤寒发斑，虽大约从头面胸前起，但必手足背心，一齐透露为妙。凡有一处不透，毒必内陷，遂有棘手之虞。沈氏。

升麻葛根汤

升麻　葛根　白芍药　甘草炙，各一十两

上为粗末，每服三钱，用水一盏半，煎至一中盏，去滓，稍热服，不拘时候，日二三服。《和剂》。《活人》名升麻汤。○按：此本《千金》小儿芍药四物解肌汤，今去黄芩，加甘草。

玄参升麻汤，治伤寒发汗吐下后，毒气不散，表虚里实，热发于外，故身斑如锦纹，甚则烦躁谵语，兼治喉闭肿痛。

玄参　升麻　甘草炙，各半两

上锉如麻豆大，每服抄五钱匕，以水一盏半，煎至七分，去滓服。《活人》

阳毒升麻汤，治伤寒一二日，便成阳毒，或服药吐下之后，变成阳毒。腰背痛，烦闷不安，面赤狂言，或走或见鬼，或下利，脉浮大数，面赤斑斑如锦纹，喉咽痛唾脓血。○唾，原作“下”，今改。

升麻二分　犀角屑一分　射干一分　黄芩一分　人参一分　甘草一分

上锉如麻豆大，以水三升，煎取一升半，去滓，饮一汤盏。食顷再服，温覆，手足出汗，汗出则解，不解重作。《活人》

《蕴要》犀角玄参汤，治发斑毒盛，于本方加黑玄参。

化斑汤，治斑毒。○此三字，从《医方类聚》引录。

人参半两　石膏半两　葳蕤　知母　甘草各一分

上锉如麻豆大，每服抄五钱匕，水一盏半，入糯米一合，煎至八分，取米熟为度，去滓温服。《活人》

《证治》论用化斑汤，乃白虎加人参汤别名也。《活人书括》○《准绳》赵嗣真亦引王仲弓云：发斑，皆用白虎加人参汤，一名化斑汤。

赵氏子病伤寒余十日，身热而人静，两手脉尽伏。俚医以为死也，弗与药。翁诊之，三部举按皆无，其舌苔滑，而两颧赤如火，语言不乱。因告之曰：此子必大发赤斑，周身如锦文。夫脉血之波澜也，今血为邪热所搏，淖而为斑，外见于皮肤。呼吸之气，无形可依，犹沟隧之无水，虽有风不能成波澜，斑消则脉出矣。乃揭其衾而赤斑烂然，即用白虎加人参汤化其斑。脉乃复常，继投承气下之愈。发斑无脉，长沙所未论，翁盖以意消息耳。《医史·沧洲翁传》

全本然病伤寒旬日，邪入于阳明，俚医以津液外出，为脉虚自汗，进玄武汤以实之，遂致神昏如熟睡。其家邀翁问死期，翁切其脉，皆伏不见，而肌热灼指。即告其季曰：此必营血致斑而脉伏，非阳病见阴脉比也，见斑则应候，否则蓄血尔。乃去衾裯，视其隐处及小腹，果见赤斑，脐下石坚且拒痛。为作化斑汤，继进韩氏生地黄汤逐其血，是夕下黑矢若干枚，即斑消脉出。后三日又腹痛，遂用桃核承气以攻之，所下复如前，乃愈。同上。

治伤寒热毒不解，欲变成斑，**解毒升麻散**方。

川升麻一两　栀子仁一两　大青一两　黄芩一两　甘草一两　石青二两

上件药，捣粗罗为散，每服五钱。以水一中盏，入生地黄汁半合，煎至六分，去滓，不计时候温服。《圣惠》

○治伤寒脏腑壅毒，不得宣疏，肌肤发斑，宜服此方。

犀角屑一两　川大黄二两　栀子仁半两　蓝叶一两　川升麻一两　甘草半两

上件药，捣筛为散，每服五钱。以水一大盏，煎至五分，去滓，不计时候温服。《圣惠》

又治伤寒黑斑出不止方，于本方去蓝叶、甘草，加黄芩、川芒硝，捣细罗为散。每服不计时候，煎甘豆汤，放冷，调二钱服。

治伤寒十日内未得汗，表里有热，发斑，狂言欲走，眼目俱黄，心中烦闷，大便不利，宜服**黄芩散**方。

黄芩一两　大青一两　栀子仁半两　川升麻一两　川大黄一两　黄连一两　茵陈一两　甘草半两　川朴硝一两

上件药，捣筛为散，每服五钱。以水一大盏，入竹叶三七片，煎至五分，去滓。不计时候温服，以利为度。《圣惠》

治伤寒斑毒不解，宜服**黄连散**方。

黄连一两　犀角屑半两　石膏二两　栀子仁一两　甘草半两　黄明胶半两

上件药，捣粗罗为散，每服四钱。以水一中盏，煎至六分，去滓，不计时候温服。《圣惠》

三黄石膏汤，治阳毒发斑，身黄如涂朱，眼珠如火，狂叫欲走，六脉洪大，燥渴欲死，鼻干面赤齿黄。过经不解，已成坏证，表里皆热，欲发其汗，病热不退，又复下之，大便遂频，小便不利，亦有错治温证，而成此症者。又八九日，已经汗下后，脉洪数，身壮热，拘急沉重。欲治其内，由表未解，欲发其表，则里证又急，趑趄不能，措手待毙而已。殊不知热在三焦，闭塞经络，津液营卫不通，遂成此证。又治汗下后，三焦生热，脉洪，谵语不休，昼夜喘息，鼻时加衄，身目俱黄，狂叫欲走者，通用此汤，治之有神，人所不识。

石膏一两半　黄芩　黄连　黄柏各七钱　山栀三十个　麻黄　香豉二合

水二盅，姜三片，枣一枚，槌法，入细茶一撮煎之，热服。《六书》○按：此节《深师》石膏汤，既录出太阳病中。

《蕴要》加减三黄石膏汤，治阳毒热病，发斑不得汗，热甚者。于本方去山栀，加知母、甘草、升麻、葛根、赤芍药。入葱白二茎，生姜三片，粳米一撮煎。

三黄巨胜汤，治阳毒发斑，狂乱妄言，大渴叫喊，目赤脉数，大便燥实不通，上气喘急，舌卷囊缩难治者，权以此汤劫之。三黄石膏汤内，去麻黄、豆豉，加大黄、芒硝是也。

水二盅，姜一片，枣二枚，煎之，槌法。临服，入泥浆清水二匙调服，即愈。《六书》

消斑青黛饮，治热邪传里，里实表虚，血热不散，热气乘于皮肤，而为斑也。

黄连　甘草　石膏　知母　柴胡　玄参　生地黄　山栀　犀角　青黛　人参

大便实者，去人参，加大黄。

上水二盅，姜一片，枣二枚，煎之，槌法。临服，入苦酒一匙调服。《六书》

犀角大青汤，治斑出已盛，心烦大热，错语呻吟不得眠，或咽痛不利者。

犀角屑上　大青上　玄参中　甘草下　升麻中　黄连中　黄芩中　黄柏中　山栀子中

上用水二盅，煎至一盅，去渣温服。《蕴要》

托里举斑汤

白芍　当归各一钱　升麻五分　白芷　柴胡各七分　川山甲二钱，炙黄

水姜煎服，下后斑渐出，复大下，斑毒复隐，反加循衣摸床，撮空理线，脉渐微者，危本方加人参一钱，补不及者死。若未下而先发斑者，设有下证，少与承气，须从缓。《温疫论》〇以上阳证。

阴证发斑，亦出胸背，又出手足，亦稀少而微红。若作热疾，投之凉药，大误矣。此无根失守之火，聚于胸中，上独熏肺，传于皮肤，而为斑点，但如蚊蚋蚤虱咬形状，而非锦文也。调中温胃，加以茴香、芍药，以大建中之类。其火自下，斑自退，可谓治本而不治标也。《阴证略例》〇按：《蕴要》所引，其文颇异，恐出臆改。云：阴证发斑，亦出胸背手足，但稀少而淡红也。此人元气素虚，或先因欲事，内损肾气，或误服凉药太过，遂成阴证。伏寒于下，逼其无根失守之火，聚于胸中。上独熏肺，传于皮肤，而发斑点，但如蚊蚋蚤虱咬痕然，非大红点也。与调中温胃，加以茴香、炒白芍药主之。寒甚脉微者，以大建中主之，则真阳自回，阴火自降，而病乃愈，此治本不治标也。

侯辅之病，脉极沉细，内寒外热，肩背胸胁，斑出十数点，语言作乱。或曰：发斑谵语，非热乎。余曰：非也。阳为阴逼，上入于肺，传之皮毛，故斑出。神不守舍，故错语如狂，非谵语也。肌表虽热，以手按之，须臾冷透如冰。与姜附等药数日，约二十余两，后中大汗而愈。后因更发，脉又沉

迟，三四日不大便。余与理中丸，三日内约半斤，其疾全愈。侯公之狂，非阳狂之狂，乃失神之狂，乃阴虚也。同上。

凡本非阳证，妄用寒凉者，每令人泄泻，邪陷不解。予常用大温中饮，理阴煎之类，解寒托邪，始得大汗。汗后邪达，多有见赤斑风饼，随汗而出，随出随没，顷刻即愈，活者多人矣。凡寒毒为斑，即此可见，使内托无力，则此毒终无出期，日深日甚，难乎免矣。此理甚微，不可不察。《景岳》○按：此似非必谓阴斑，姑录于兹。

发斑阴证，治用**大建中汤**。

桂心　芍药　黄芪各二钱　人参　当归　甘草炙，各一钱　附子炮，半两　生姜五钱　半夏二钱半

上九味，锉，每服酌量多少。水二盏，枣二枚，煎八分，去渣温服。《宝鉴补遗》○按：《略例》不见大建中汤方。此方，更有主疗，正与上证同，知好古所用矣。《蕴要》所载，品味重复，似意改者，仍不录。又按：此方本出《外台》虚劳里急中，引《深师》。

通脉四逆汤，治阴证发斑，身冷无脉，斑黑昏沉，厥逆不知人事者，宜服之。

干姜一钱半　附子五钱　炙甘草一钱半　人参二钱半

上作一服，水二盅，煎至一盅。入童子小便、猪胆汁，各一小盏内半盏，再煎二三沸，去渣温服之。如干呕燥烦，欲冷水者，以此汤，于冷水中投冷，与之则愈。《蕴要》○以上阴证。

附白痦

屠彝尊曰：温热证中，每多发出，如粞如粟，色白形尖者，谓之白痦。有初病即见者，有见而即愈者，有见而危殆者。有病经日久，斑疹已见，补泻已施之后，仍然发此而愈者。泛称时气所致，殊不知致病之由既异，治疗之法不同，不可不与症疹详辨而审处之也。盖温热暑邪病中，有此症者，必兼湿为多。《吴医汇讲》叶氏《温热论》亦论之。○按：此不过疹之一证，兼湿者实多见之，然治其本证，而自愈矣。

发黄

伤寒传变发黄者四，有蓄血发黄，有风湿发黄，有湿热发黄，有寒湿发

黄。大抵发黄，多从阳明太阴，脾胃属土，故色黄。土胜则克水，使小便不利，湿热内变，故令发黄。阳明者茵陈蒿汤，兼太阳者麻黄连翘赤小豆汤，兼少阳栀子柏皮汤。《云岐子保命》原文稍繁，且“风湿”作“结胸”。考云岐子，又论发黄有六，今互酌以致删订。

凡伤寒汗不能透，风湿在表者，有黄证。或表邪不解，自表传里，而湿热郁于阳明者，亦有黄证。表邪未解者，必发热身痛，脉浮少汗，宜从汗散。湿热内郁者，必烦热，脉缓滑，多汗，宜从分消清利。若阳明实邪内郁，而痞结胀满者，宜先下之，然后清其余热，则自无不愈。《景岳》

大抵发黄，则盦曲相似，湿热瘀热者，则多有之，阴黄则间有之也。《蕴要》○按：发黄如盦曲相似，本出丹溪。

湿家之黄也，身黄如似熏黄，虽黄而色暗不明也。至于热盛之黄也，必身黄如橘子色，甚者，勃勃出染，著衣正黄。《明理》○按：湿家，谓寒湿家。

赵嗣真曰：明瘀热发黄，与瘀血发黄，外证及脉，未尝相似。瘀血，脉微而沉，或沉结。○《明医指掌》云：脉或芤迟。瘀，热脉则浮滑紧，数此脉状之不相似也。《选录》○以上总证。

太阳发汗已不解，身目黄者，中湿身痛发黄者，用麻黄赤小豆汤。《会解》○按：中湿用此方，本出黄氏《类证》。又方中梓白皮，《必读》代以桑白皮，今用为便。

身热，大小便如常，而发黄者，治用仲景栀子柏皮汤加茵陈。《宝鉴补遗》

柴胡加山栀子汤，治发黄脉弦数，口苦胸满，心烦发热。或往来寒热，日晡小有潮热，或耳聋胁痛者。于小柴胡方中加山栀子、茵陈蒿。《蕴要》。《会解》用小柴胡汤，去人参、大枣，加茵陈、栀子，大便秘加大黄。

甲申仲夏，内弟陈克辉，患感冒，头痛发热。一老医用姜活汤，入麻黄撮许，投三剂，越数日发黄，目睛皆黄，小便亦赤涩不堪。余投以茵陈五苓散加栀、柏，至十剂始痊。《救正论》

怫郁热盛在表，燥而无汗，湿热在里，不能发于外，相搏遂成发黄，茵陈汤调五苓散，甚者茵陈合承气下之。《心要》○按：芒硝，非湿热所宜，当以硝石代之，大黄硝石汤可征。

茵陈将军汤，治腹满身目发黄，小水不利，大便实，发渴，或头汗至颈节还。脉来沉重者，宜用：

大黄　茵陈　山栀　甘草　厚朴　黄芩　枳实

水二盅，姜一片，槌法，加灯心一握煎之，热服。《六书》

治时气五六日，壮热，骨节烦疼，连心两肋气胀急，硬痛不能食，变为黄，宜服**柴胡散**方。

柴胡一两　枳实一两　栝楼根一两　黄芩一两　栀子仁一两　茵陈一两　龙胆一两　川大黄一两　甘草半两

上件药，捣筛为散，每服五钱。以水一大盏，煎至五分，去滓，不计时候温服。《圣惠》〇按：此本《千金》治发黄，身面目俱黄，如金色方。今去升麻，加枳实、栝楼根、甘草。

治伤寒发黄，或先服利药未瘥者，宜以内消汤，以折热气，**黄芩汤**方。

黄芩去黑心　茵陈蒿　升麻各一两　栀子仁　柴胡去苗　龙胆各半两　犀角镑，一两

上七味，粗捣罗，每服五钱匕。用水一盏，煎至一盏，去滓。入生地黄汁一合，搅令匀，不拘时温服。《圣济》〇以上阳证。

韩祇和云：病人三五日，服下药太过，虚其脾胃，亡其津液。渴饮水浆，脾土为阴，湿加之，与邪热相会发黄，此阴黄也，当以温药治之。如两手脉沉细迟，肢体逆冷，皮肤有粟起，或呕吐，舌上有苔，遍身发黄，烦躁欲于泥水中卧，小便赤少，皆阴候也。故阴黄多以热汤温之，或汤渍布，搭其胸腹，或以汤盛瓢中，坐于脐下熨之。其病愈者，曾治赵显宗病伤寒。至六七日，因服下药太过，致发黄。其脉沉细迟无力，皮肤凉，发躁欲于泥中卧，喘呕，小便赤涩。先投茵陈橘皮汤，喘呕止，次服小茵陈汤半剂，脉微出，不欲于泥中卧。次日又服茵陈附子汤半剂，四肢发热，小便二三升，当日中大汗而愈。似此治愈者，不一一录。《玉机》

韩氏茵陈橘皮汤，治身黄，脉沉细数，热而手足寒，喘呕，烦躁不渴者。

茵陈　橘皮　生姜各一两　白术一分　半夏　茯苓各半两

上为末，水四升，煮取二升，放温，分作四服。《玉机》〇按：此即《金匮》小半夏汤之意。

小茵陈汤，治发黄，脉沉细迟，四肢及遍身冷。

附子一个，八片　甘草炙，一两　茵陈二两

上为粗末，用水二升，煮一升，温作三服。《玉机》

又茵陈四逆汤，治发黄，脉沉细迟，肢体逆冷，腰以上自汗，于本方加干姜炮一两半，分作四贴，水煎服。

又茵陈附子汤，治服四逆汤，身冷汗不止者，于本方去甘草，加干姜炮

二两半，附子二个，茵陈一两半，水煎，分作三服。

茵陈茱萸汤，治服茵陈附子汤，证未退及脉伏者。

吴茱萸一两　当归三分　附子二个，各切八片，制　木通一两　干姜炮　茵陈各一两半

上为粗末，分作二服，水煎。《玉机》○按：以上并系韩氏方。

至元丙寅六月，时雨霖霪，人多病瘟疫。真定韩君祥，因劳役过度，凉饮凉茶，及食冷物，遂病头痛，肢节亦疼，身体沉重，胸满不食。自以为外感伤，用通圣散，两服药后，添身体困甚，方命医治之。医以百解散发其汗，越四日，以小柴胡汤二服，后加烦热躁渴。又六日，以三一承气汤下之，燥渴尤甚。又投白虎加人参、柴胡饮子之类，病愈增。又易医，用黄连解毒汤、朱砂膏、至宝丹之类。至十七日后，病势转增传变，身目俱黄，肢体沉重，背恶寒，皮肤冷，心下痞硬，按之而痛。眼涩不欲开，目睛不了了，懒言语，自汗，小便利，大便了而不了。命予治之，诊其脉紧细，按之虚空，两寸脉短，不及本位。此证得之因时热，而多饮冷，加以寒凉药过度，助水乘心，反来侮土，先因其母，后薄其子。经云：薄所不胜，乘所胜也。时值霖雨，乃寒湿相合，此为阴证发黄，明也，予以茵陈附子干姜汤主之。《内经》云：寒淫于内，治以甘热，佐以苦辛；湿淫所胜，平以苦热，以淡渗之，以苦燥之。附子、干姜辛甘大热，散其中寒，故以为主。半夏、草豆蔻辛热，白术、陈皮苦甘温，建脾燥湿，故以为臣。生姜辛温，以散之。泽泻甘平，以渗之。枳实苦微寒，泄其痞满。茵陈苦微寒，其气轻浮，佐以姜附，能去肤腠间寒湿而退其黄，故为佐使也。煎服一两，前证减半，再服悉去。又与理中汤，服之数日，气得平复。或者难曰：发黄皆以为热，今暑隆盛之时，又以热药治之，何也？予曰：理所当然，不得不然。成无已云：阴证有二：一者，始外伤寒邪，阴经受之，或因食冷物，伤太阴经也；二者始得阳证，以寒治之，寒凉过度，变阳为阴也。今君祥因天令暑热，冷物伤脾，过服寒凉，阴气大胜，阳气欲绝，加以阴雨寒湿相合，发而为黄也。仲景所谓，当于寒湿中求之。李思顺云：解之而寒凉过剂，泻之而逐寇伤君，正以此也。圣贤之训，岂敢越哉！或者曰：洁古之学，有自来矣。《宝鉴》

茵陈附子干姜汤，治因凉药过剂，变为阴证，身目俱黄，四肢皮肤冷，心下痞硬，眼涩不欲开，自利蜷卧。

附子炮，去皮、脐，三钱　干姜炮，二钱　茵陈一钱二分　白术四分　草豆蔻面

裹煨，一钱 白茯苓去皮，三分 枳实麸炒 半夏汤泡七次 泽泻各半钱 陈皮三分，去白

上十味，㕮咀，为一服，水一盏半，生姜五片。煎至一盏，去渣凉服，不拘时服。《实鉴》

茵陈理中汤，治阴寒发黄，腹痛自利者。

理中汤，加茵陈一钱主之。若小便不利，加五苓散合而用之。脉沉寒甚足冷者，必加附子半个主之。《蕴要》○按：理中加茵陈，本出《略例》。

水湿伤脾，脾寒色见于外，为阴黄，脉沉身冷，是久雨体弱有之。四苓散加炮姜、茵陈，重者加附子，从阴证治。《六要》

内伤感寒，劳役形体，饮食失节，中州变寒之病生黄，非伤寒坏之而得之，只得建中，理中，大建中足矣，不必用茵陈也。《略例》○按：此亦一说，仍存于兹，以上阴证。

发　狂

伤寒热毒在胃，并于心脏，使神不宁，而志不定，遂发狂也。伤寒至于发狂，为邪热至极也，非大吐下，则不能已。又有热在下焦，其人如狂者。经曰：热入膀胱，其人如狂。谓之如狂，则未至于狂，但卧起不安尔。其或狂言，目反直视，又为肾之绝。汗出辄复热，狂言不能食，又为失志，死。若此则殆非药石之所及，殆为真病焉。《明理》○《绪论》云：阳狂直视，便尿自遗，与汗后大热，脉躁狂言不食，皆不治。

大抵发狂之症，要手足和暖，神气清爽，脉息洪大，目睛光彩，此为顺，可治。若见反目上视，汗出复热，四肢厥冷，六脉沉微，此为逆，必死候也。《明条》

若初起头疼，发热恶寒，方除已后，登高而歌，弃衣而走，逾垣上屋，骂詈叫喊，大渴欲死，脉来有力。乃因邪热传里，阳盛发狂，当用寒药下之，此为阳狂。凡见舌卷囊缩者，不治。若病起无头疼，身微热，面赤戴阳，烦躁，脉来沉微无力，欲坐卧于泥水中，乃因寒极而发躁。○《锦囊》此下云：指甲面颜青黑，冷汗不止，心腹硬结如石，燥渴欲死。即阴证似阳，当用热药温之，此为阴躁。凡见厥冷下利谵语者，不治。医者不看脉，以虚阳上膈而躁，误为实热，反与凉药，使渴盛躁急，则气消成大害矣。须详脉来有力无力，此为良法。《六书》

阳盛发狂者，《内经》曰：阳盛则四肢实，实则能登高也。热盛于身，则弃衣而走，《难经》所谓，重阳者狂也。大抵热盛则神昏，狂妄骂詈，不避亲疏，甚则逾垣上屋，登高而歌，此神明之乱。水微噀其面，或以硝水法搭胸中。甚者，必以玄明粉寒水石散，先与之，以折其热势，取其稍定，乃可察脉。若脉之实大滑大，大便秘硬，脐腹满硬者，急以大承气汤，倍加芒硝下之。如势轻未可大攻者，且以小柴胡合白虎汤，或白虎合解毒汤、三黄泻心汤之类，可选而用之。如势轻以下，原文不确，今参《吴氏全论》，以致改易。

阴症烦躁，如发狂状，非狂也。《外台》曰：阴极发躁，欲坐井中，欲投泥水中卧，或欲向阴凉处坐，躁乱不安，亦如狂也。但手足逆冷，脉息沉微细迟，虽烦渴，不能饮水者是也。甚者，金液丹之类救之，盖不可一例以阳治也。《蕴要》

发狂烦躁，面赤脉实，治用调胃承气汤。发狂，而肌表虽或热，以手按之，则冷透手。或肩背胸膈，有斑十数点，脉极沉细，治用干姜附子汤加人参。《宝鉴补遗》

阳明病发狂，弃衣而走，登高而歌，此阳明实也，以承气汤亟下之。如便不结者，大剂白虎汤灌之。《广笔记》

伤寒六七日，壮热胸满便闭，脉实数发狂者，大承气加黄连。《入门》

有阳厥暴怒发狂者，盖阳气暴折，郁而多怒，则发狂也，大承气加铁落。《绪论》

治伤寒后，余热不退，口干烦躁，宜服**黄芩丸**方。

黄芩一两　栀子仁一两　川大黄一两　铁粉一两　甘草半两

上件药，捣罗为末，炼蜜和丸，如梧桐子大。不计时候，以温水下二十丸。《圣惠》〇按：主治不确，今录于此。

又治时气热毒在脏，谵语口干，犀角丸。于本方去黄芩，加犀角屑、马牙硝各一两。以温竹叶汤下三十丸。

红白散，专治大烦大热，昼夜不退，神思昏迷，口干舌燥，一切热症，并瘟疫时症，并宜。

人中白　玄明粉各一钱　辰砂五钱

共为末，自沸汤，或金银煎汤下。《寿世仙丹》

《说疫》玄砂丹，治发狂。于本方去人中白，共末，冷水服。

定心汤，治心慌。

生地黄汁半盏，童便半盏，二味合和，重汤煮数沸，温服。《医鉴》

〇治伤寒热极发狂，不认亲疏，燥热之极。长垣成都宪传。

用熊胆一分，研末，凉水调服，立效。《寿世保元》

一书生，伤寒不汗，发狂循河走，葛乾孙就猝置水中，良久出之，裹以重茧，乃汗而解。《医史》〇按：《医约》载阳狂似阴，先与水一小盏，目精稍觉转运，仍饮数盅，稍睡复躁，雨中倒卧而解。又《蕴要》硝水渍法，以朴硝，和新汲水，青布浸搭胸心，如得睡，汗出乃愈。

从祖近湖公，少年因房劳食犬肉伤寒，诸医以其虚也，攻补兼施，至发狂登屋，奔走呼号，日夜令壮夫看守者几月余。急走使延朱远斋，远斋先命煎人参膏二斤以待，用润字号丸药数钱下之，去黑粪无筭，势遂定，奄奄一息，邻于死矣。徐以参膏灌之，至百二十日全瘳。《广笔记》润字号丸药，无考。

金液丹

硫黄拣净去砂石，十两，研细，飞过。用瓷合子盛，以水和赤石脂封口，以盐泥固济，晒干。地内先埋一小罐子，盛水令满，安合子在上，用泥固济讫。慢火养七日七夜，候足，加顶火一斤煅，候冷取出，研为极细末。

上药末一两，用蒸饼一两，汤浸，握去水，搜为丸如梧桐子大。每服三十丸，多至百丸，温米饮下，空心服之。《和剂》〇按：此方，本出《痼冷门》。云：又治伤寒阴证，然恐非所宜。但《蕴要》以治阴狂，似可遵用，仍次于斯。

卷　九

兼变诸证下

呕吐病后呕吐干呕

呕者，有声者也。吐者，吐出其物也。故有干呕，而无干吐。是以于呕，则曰食谷欲呕，及吐则饮食入口即吐，则呕吐之有轻重，可知矣。伤寒呕，有责为热者，有责为寒者，至于吐家，则悉言虚冷也。经曰：太阴之为病，腹满而吐，食不下。又曰：胃中虚冷，故吐也，呕家则不然。呕有热者，有寒者，有停饮者，有胃脘有脓者。诸如此者，虽为殊别，大抵伤寒表邪欲传里，里气上逆，则为呕也。是以半表半里证，多云呕也。呕家之为病，气逆者，必散之；痰饮者，必下之。《千金》曰：呕家多服生姜，此是呕家圣药，是要散其逆气也。《金匮要略》曰：呕家用半夏，以去其水，水去呕则止，是要下其痰饮也。呕多，虽有阳明证，不可攻者，谓其气逆，而未收敛为实也。其呕而脉弱，小便复利，身有微热，见厥者，已为难治，盖谓其虚寒之甚也。医者，必审其邪气之虚实，疾证之逆顺，为施药丸，治则当矣。《明理》〇此系节录。按《总括》亦辨生姜、半夏，云呕有热有寒，生姜于寒证最便。

若太阳不与少阳阳明合病，而独见太阳证，或吐泻者此句恐讹，恐病人膈间，素有痰饮，停饮伤滞。且以二陈汤定之，候呕吐定，徐进解太阳经药。大凡得之太阳而呕者，必是合病，呕乃病渐入内，非正太阳也。曾记有人，初得病，太阳证，有呕吐不住药，投暖剂莫能治之，知太阳已汗解，固当用冷剂。是太阳见呕，非合阳明，则合少阳，其呕属热，用暖剂非矣。曾见太阳证大呕，因呕吐药，只解表有除。又记有人，初病具太阳证而呕，一家少长，患状悉类，与养胃汤八服，无不立效。此时行之气，适然如此，是为伤寒杂病，又非可以正经伤寒律之。《要诀》

凡呕而不止者，药内必少加生姜汁一二匙，服之最效。凡服药宜徐徐呷

下，不可急也。《蕴要》

《范汪方》治伤寒五六日，呕而利者，**黄芩汤**方。

黄芩三两　半夏半升　人参二两　桂心二两　干姜三累　大枣十二枚

凡六物，水七升，煮得二升，分再服。《医心方》○按：此方，既出《金匮》附方中。据《外台》本是仲景方。

友人王晓同寓云中，一仆十九岁，患伤寒，发热，饮食下咽，少顷尽吐，喜饮凉水，入咽亦吐，号叫不定，脉洪大浮滑。此水逆证，江应宿投五苓散而愈。《类案》

治伤寒呕哕，心下悸动，胸膈有滞水，往往头眩，**茯苓半夏汤**方。

赤茯苓去黑皮，二两　半夏汤洗七遍，炒干，三两　陈橘皮汤浸，去白，焙，一两

上三味，粗捣筛，每服五钱匕。水一盏半，入生姜一分拍碎，同煎至七分，去滓温服，晚再服。《圣济》○按：此即二陈汤，去甘草。

大汗下后，恶寒厥逆，水药不得入口，身痛自利，真武汤加半夏，下黑锡丹，与太阳病发汗后水逆之五苓散证不同。呕吐烦渴者，白虎汤。《绪论》

曾氏家学，治吐逆，大小便不通，厥逆无脉，大承气下之愈。《治例》○按：此本出《本草衍义》，云此关格之病，极难治。

芦根饮子，治伤寒后呕哕反胃及干呕不下食方。

生芦根切　青竹茹各一升　粳米三合　生姜三两

上四味，以水七升，先煮千里鞋底三只，取五升，澄清下药，煮取二升半。随便饮，不瘥重作，取瘥。《千金》○按：今用伏龙肝以代鞋底，为佳。

《圣惠》治伤寒干呕不下食，于本方加陈橘皮，不用鞋底。

治时气病瘥后，劳复发热，呕吐不下，宜服**芦根饮子**方。

芦根二两　竹茹二两　人参二两　陈橘皮一两　生姜二两　石膏四两

上件药，都锉和匀，每服半两。以水一大盏，煎至五分，去滓，不计时候温服。《圣惠》

又治时气十日以上，时有呕逆，欲得饮水，此胃中伏热不散，宜服犀角散。于本方去人参、橘皮，加犀角、麦门冬、黄芩、川朴硝。

有阳证病新瘥后见呕，别无所因，此余热在胃脘也，宜竹叶石膏汤。○按：此本于《活人》云加生姜。或橘皮竹茹汤。《要诀》

加味竹茹汤，治胃中壅热，而哕呕者。

橘红二钱　半夏二钱　茯苓二钱　甘草五钱　竹茹一团　黄连姜炒，一钱　葛根一钱半

上用水二盅，煎至一盅。若心下痞满，加枳实麸炒一钱。《蕴要》

热气在脾胃也，或发汗解后，或大下之后，胃中不和，尚有蓄热，热气上熏，则心下否结，故干呕也。巢源。

治伤寒干呕不止，心胸烦躁，四肢热，宜服**柴胡散**方。

柴胡一两半　黄芩三分　麦门冬一两　半夏半两　枳壳一两　枇杷叶三分　甘草半两　人参半两

上件药，捣粗罗为散，每服四钱。以水一中盏，入生姜半分，枣三枚，煎至六分，去滓，不计时候温服。《圣惠》

疫邪留于心胸，胃口热甚，皆令呕不上，下之呕当去。今反呕者，此属胃气虚寒，少进粥饮，便欲吞酸者，宜半夏藿香汤。一服呕立止，谷食渐加。《温疫论》

半夏藿香汤

半夏一钱五分　真藿香一钱　干姜炒，一钱　白茯苓一钱　广陈皮一钱　白术炒，一钱　甘草五钱

水姜煎服。《温疫论》

哕

本门方说，其云咳逆咳，噫呃忒者，并系哕之谬称。

伏热在胃，令人胸满，则气逆，气逆则哕。若大下后，胃气虚冷，亦令致哕也。巢源。

呃忒，有因胃热失下而作，有因胃中有痰饮而作，有因寒凉过多，中虚冷而作，且其气皆从胃中起，至胸嗌之间，而为呃忒矣，易老治法。失下胃热因实，大便硬者，以承气汤下之；大便软者，以泻心汤主之；胃虚有热者，橘皮竹茹汤主之；有痰饮者，半夏生姜汤主之，或茯苓半夏汤主之。若胃冷者，橘皮干姜汤、加味理中汤主之。如冷极呃逆不止者，或灸期门、中脘、气海、关元亦佳。但要取手足温暖，脉生阳回阴退，则可生矣。《蕴要》○按：《活人》若服药不瘥者，灸之必愈，其穴似期门，当考。

胃气逆，则为呃逆，治法各从其本证而消息之。如见白虎证则投白虎，见承气证则投承气，膈间痰闭则宜导痰，如果胃寒丁香柿蒂散宜之，不若四逆汤功效殊捷。要之但治本证，呃自止，其他可以类推矣。《温疫论》○《类编》云：柿蒂治呃，寒热药中，俱可加入，犹茵陈之兼治阴黄阳黄也，不可不知。夫伤寒与痢疾，

至发呃，病已笃矣，非大温补不可。然而呃有虚呃，有实呃，有败呃。虚者温补之，败呃死。实呃者，乃气机不得流通，升降失其常度，气反上冲，而兀兀有声也。《直解》

打呃一证，有虚寒，有实火。若胃实闭结，阳火上冲而打呃者，真阴立尽之候也。法宜急下，以救其阴。若脾气虚寒，健运无权，气不调达而打呃者，其势缓，非死证，法宜温中散逆。舒氏。

伤寒当下失下，胃火上冲而呃者，其证燥渴内热，大便闭结，大柴胡汤下之，便不结，泻心汤主之。三阴中寒，胃气欲绝而呃者，其证厥冷恶寒，下利清谷，附子理中汤，合丁香散温之，呃止则吉，不止则凶也。《心悟》

凡哕而二便不通者属实热，厥逆自利为虚寒，兼呃逆者为停饮。○按：此句，意不了。设非此三种，则为胃气垂绝之候，多难治。若有疝瘕动气，又当别论，不可忽也。有因误服寒凉，或饮冷水，水停心下，胃中虚冷而作，脉必结代，当与温中利水，此为夹水，勿疑代脉，为死证也。凡久病而见呃逆者，此真气已衰，不治。呃逆脉散，舌短灰黑，反头汗不得尿，与大便自利，而腹满者，皆死。《绪论》○以上总证。

黄连解毒汤、白虎汤，伤寒热症，医者误用姜桂等药，助起火邪，相搏而呃逆者。《回春》

三黄泻心汤、小承气汤、调胃承气汤，并治实热发呃。《准绳》

凡咳逆，多有先热而吃生冷，或凉药多，相激而成。盖阴阳二气相搏，邻人之仆，本发大热，以凉药下之，想大甚。咳逆四五日，竟至于服丁香柿蒂，而后却以小柴胡之属，解其余热遂愈，下后盖有身热不解。《活人》以上胃热。

若饮水过多，心下痞而咳逆者，五苓散主之。别无恶候是也。《略例》

有旋覆代赭汤证，其人或咳逆气虚者，先服四逆汤。胃寒者，先服理中汤，次服旋覆代赭汤，为良。《活人》○按：哕有宜旋覆代赭汤者，然不须先服他药。

半夏生姜汤，治哕欲死。

生姜二两，切　半夏洗，一两一分

上以水二盏，煎至八分，去渣，分二服。《活人》○按：煎服法，当从《金匮》以上停水。

《简要济众》治伤寒咳噫不止，及哕逆不定。

丁香一两，干柿蒂一两，焙干，捣罗为散。每服一钱，煎人参汤下，无时服。《证类》

《济生》名柿蒂汤，每服四钱。水一盏半，姜五片，煎至七分，去滓热服，不拘时服。

《中脏经》治伤寒咳逆噎汗，于本方加甘草、良姜。为末，用热汤猛点，乘热一服效。○《活人》引，名丁香散，《心悟》同。以干姜代良姜。

○治伤寒后，呕哕不下食方。

半夏一两　草豆蔻一两，去皮　丁香半两

上件药，捣细罗为散，每服不计时候，以浓生姜汤，调下一钱。《圣惠》○又治产后咳癔。丁香散，于本方去半夏、草蔻，加白豆蔻、伏龙肝。愚每治哕，于套剂中加伏龙肝得效，因附之。

治伤寒呕哕不止，**柿蒂汤**方。

干柿蒂七枚　白梅三枚

上二味，粗捣筛，只作一服。用水一盏，煎至半盏，去滓温服。《圣济》

呃逆，用干柿蒂七枚，煎汤呷之。发厥厥冷，脉细气短，即加白沉香散、黑锡丹，极则脐心著灸。《家宝》

伤寒后咳噫，**肉豆蔻汤**。

肉豆蔻一个　石莲肉炒　茴香各一分　丁香半分　生姜　人参各二两　杷叶五片，拭去毛

㕮咀，水三升，煎至一升半，分四服，空心暖饮之。《总病》

加味理中汤。即理中加丁香一钱，橘红二钱，半夏二钱，柿蒂炒，五分。《蕴要》

加味附子汤

人参二钱　白术二钱　白芍药炒，一钱　白茯苓二钱　附子用半正大者一个，生姜、自然汁和面包裹于热灰火中，煨熟，去皮、脐，切作八片用　干姜炒，二钱　肉桂一钱　吴茱萸一钱　茴香炒，一钱　沉香一钱　丁香一钱

上用水二盅，煎至一盅服。《蕴要》○《圣济》人参汤，与此相类。录出病后虚弱中，当参。○以上胃寒。

自利滞下病后利

伤寒病，若表实里虚，热乘虚而入，攻于肠胃，则下黄赤汁。若湿毒气盛，则腹痛壮热，下脓血如鱼脑，如烂内汁。若寒毒入胃，则腹满身热下清。巢源。

自利者，有不经攻下，自然溏泄者，谓之自利也。伤寒自利多种，须知冷热虚实，消息投汤，无致失差。杂病自利，多责为寒，伤寒下利，多由协热，其与杂病，有以异也。表邪传里，里虚协热则利，不应下而便攻之，内虚协热遂利，是皆协热也。○按：此云协热者，本于《伤寒例》乃指热陷入里而言，以下诸说皆为然。自利宜若可温，理中、白通、诸四逆辈，皆温脏止利之剂。又有肠胃有积结，与下焦客邪，皆温剂不能止之，必也。或攻泄之，或分利之而后已，大抵下利，脱气至急，五夺之中，此为甚者。其或邪盛正虚，邪拥正气下脱，多下利而死。《明理》

协热利者，脐下必热，大便赤黄色，及肠间津汁垢腻。谓之阳垢。寒毒入胃，则脐下必寒，腹胀满，大便或黄白，或青黑，或下利清谷。湿毒气盛，则下利腹痛，大便如脓血，或如烂肉汁也。寒毒入胃者，四逆汤、理中汤、白通汤加附子、四逆散加薤白主之。协热利者，黄芩汤、白头翁汤、三黄熟艾汤、薤白丸、赤石脂丸。湿毒下脓血者，地榆散、黄连阿胶散。《活人》○按：黄连阿胶散不是仲景方。《宝鉴补遗》作仲景黄连阿胶汤，宜从。

大抵阳热之利，与阴寒之利，自不同。阳利，粪色必焦黄热臭，出作声，脐下必热，得凉药则止，得热药则愈增。阴利，必洞下清谷，粪色或白或淡黄，脐下多寒，宜温中止泻之剂，此之谓阴利。云云。缘阴中亦有阳利，不可因下利便以为阴也。又有内不太满，犹生寒热，未可下而便下之。内虚热入，挟热自利，脐下必执，大便赤黄色，及下肠间津汁垢腻，名曰利肠当作刮肠，宜白头翁汤、黄芩汤。身热下利，皆属阳经，然阴利有反发热，或初病无热，利后却热，或初得病即身热，继而自利，寒既在里为主，则阳气必客于外，所以外反热。十八字，依发热条补。又有大便秘五六日，以药利之，利遂不止，用极热剂方瘥。阳有利，阴有秘，当更以他证别之。《要诀》

大便泻利，小便清白不涩，完谷不化，其色不变，有如鹜溏。或下利腥秽，小便澄澈清冷，口无燥渴。其脉多沉或细，或迟或微而无力，或身虽发热，手足逆冷，或恶寒踡卧，此皆属寒也。凡热症，则口中燥渴，小便或赤或黄，或涩而不利。且所下之物，皆如垢腻之状，或黄或赤，所去皆热臭气。其脉多数，或浮或滑，或弦或大或洪也。亦有邪热不杀谷，其物不消化者，但脉数而热也，口燥渴，小便赤黄，以此别之矣。《蕴要》

凡大柴胡汤、小承气汤、大承气汤，皆主下利之药也。盖伤寒内实，腹中有燥屎结滞，则稀粪水从溏，流下为利也。故其脉则滑数有力，或潮热谵语，乃可下之，必再以手按脐腹，少腹硬痛者是也。三方俱为通因通用之法，妙在能识之矣。同上。

手足厥冷恶寒，腹痛脉微欲绝，下利清谷之类，此固阴寒之甚者也。其于疑似之间，则犹有真辨。凡伤寒下利，由热邪者，必有烦躁大热，酷欲冷水等证，亦必有洪滑强盛数实等脉。如果表里俱热，方可作火证论治。若其脉虽数而无力，外虽身热，而不恶热，内虽渴，而不喜冷，此其内本不热，而病为下利者，悉属肾寒。泻利亡津，无有不渴，但渴欲饮水，愈多愈快者，为阳证。若口虽欲水，而腹不欲咽者，即非阳证矣。此外如渴欲茶汤者，乃泻渴之当然也，不得悉认为阳证。《景岳》

伤寒热甚，失于汗下，唇焦口燥能饮水，大便秘硬，小便赤涩，时有稀粪水利出者，此内有燥屎结聚，乃旁漏之物，非冷利也，再审有屎气极臭者是也。其脉虽沉，切之必滑有力，或时躁热，不欲衣被，或扬手掷足，或谵语有力，此阳气亢极。轻者，人参白虎汤或小柴胡汤合解毒汤主之。内实者，须下之。有潮热者，大柴胡加芒硝。《西塘感症》

下利，有利脓血者，有利稀溏粪者，有利清谷者，有利清水汁沫者。下清谷者，为虚为寒，下清水者，为实为热。惟脓血稀溏汁沫，有寒有热，有虚有实，有寒热相半。虚实相兼，须要细察病源用药，方无有误。若后重逼迫，解后仍不减，腹痛喜按，作呕不食。心恍惚而烦，或动悸，或头晕耳鸣，口淡，燥而不欲饮。脉弦而大，或数而虚，现此脉证者，无论脓血稀溏汁沫，皆虚寒也。若腹痛后重，解后稍减，意欲畅解，而不得能食，食下即胀，腹中有块，按之痛，口苦舌干，渴喜冷饮或热汤，病虽惫而神不减，或新病气实，未经消导，即消导亦不甚多，脉滑而长，或缓而紧，反不数，无虚证，此实热也。然亦有实寒者，又当临时审证察脉而得之，书不能尽言也。《直解》〇以上总证。

脉浮表不解，自利，或小便不利者，五苓散。一切泻痢间作，桂苓甘露饮。温湿内甚，而作痢者，黄连解毒汤。《标本》

治伤寒吐热头痛，四肢烦疼，未经发汗，下之太早，遂令汗出，下痢不止，宜服**阿胶散**方。

阿胶一两　黄连三分　葛根一两　黄芩三分

上件药，捣粗罗为散，每服三钱。以水一中盏，煎至六分，去滓，不计时候温服。《圣惠》

治伤寒吐下后，毒气不解，致成下痢，是阴阳二气未和，宜服黄连散方。《圣惠》〇按：此系干姜黄芩黄连人参汤，仍不录。

崔氏，疗时行数日而大下热痢，时作白通诸药，多不得止。吾思旧方，多疗伤寒后下痢耳，未有尚在数日，便兼除热止下者也。四顺汤热，白通苦温，故吾思作此汤，以救数十人，兼主伤寒，**黄连龙骨汤**方。

黄连三两，止利除热　黄柏三两，止利除热　熟艾如鸡子一枚，除热毒止利　龙骨二两，止利除热

上四味，切，以水六升，煮取二升半，分三服，无不断者。忌猪肉、冷水。《外台》。《活人》三黄熟艾汤，于本方去龙骨加黄芩。

《集验》疗伤寒后下利脓血，**柏皮汤**方。

黄柏二两　黄连四两　栀子仁十四枚，擘　阿胶一两，炙

上四味，切，以水六升，煎三味。取二升，去滓，内胶令烊，温分再服。忌猪肉、冷水，范汪同。《外台》○《活人》黄连阿胶汤，治伤寒热毒入胃，下利脓血。即本方。

治伤寒烦热不解，下痢困笃，宜服**大青散**方。

大青一两　甘草一两　阿胶一两　赤石脂一两　栀子仁半两

上件药，捣筛为散，每服五钱。以水一大盏，入豉五十粒，薤白三茎，煎至五分，去滓，不计时候温服。《圣惠》○按：此本出《肘后》今加栀子仁、薤白。

○治伤寒热毒入胃，大便脓血，腹中㽲痛，宜服此方。

黄连半两　赤石脂一两　当归半两　干姜一分　赤芍药半两　黄芩半两

上件药，捣筛为散，每服三钱。以水一中盏，入粳米五十粒，煎至六分，去滓，不计时候温服。《圣惠》○此本《外台》崔氏疗伤寒热利，黄连丸，今加芍药、黄芩、粳米，为散用。

治热病毒气攻肠胃，大便或时泻血，烦闷妄语，**升麻散**方。

川升麻一两　川大黄半两　地榆半两　当归三分　赤芍药半两　枳壳半两　黄芩半两　甘草半两

上件药，捣粗罗为散，每服三钱。以水一中盏，煎至五分，去滓，不计时候温服。《圣惠》

下后脉数不退，下利不止，必协热而便脓血，用犀角地黄汤。《明条》○以上阳证。

《肘后》疗伤寒若下脓血者，**赤石脂汤**方。

赤石脂二两，碎　干姜二两，切　附子一两，炮，破

上三味，以水五升，煮取三升，去滓，温分三服。后脐下痛者，加当归一两，芍药二两，用水六升煮。忌猪肉。范汪、张文仲同。《外台》○按：《圣济》

加当归、芍药，名赤石脂汤。

又**白通汤**，疗伤寒泄痢不已，口渴不得下食，虚而烦方。

大附子一枚，生，削去黑皮，破八片　干姜半两，炮　甘草半两，炙　葱白十四茎

上四味，切，以水三升，煮取一升二合，去滓，温分再服。渴微呕，心下停水者，一方，加犀角半两，大良。忌海藻、菘菜、猪肉。范汪同，张仲景《伤寒论》。云云。本无甘草，仍不加犀角。《外台》〇按：《圣惠》加犀角，治上证。

范汪，疗伤寒下利，脉微足厥冷，**通草汤**方。

通草一两　干姜一两　枳实四两，炙　人参一两　附子一枚，炮令裂，破

上四味，切，以水六升，煮取二升，适寒温饮五合，日三。不瘥稍加至七合，忌猪肉。《外台》

四柱散，治阴证内寒，腹痛泄泻不止。

人参　木香原作"白术"据《和剂》改　白茯苓各二钱　附子炮，去皮、脐，一个，切作八片用　生姜五片　大枣二枚

上水二盅，煎至一盅。一方，加肉豆蔻、诃子一钱五分，名六柱散。《蕴要》〇按：本方出《和剂》。六柱散出《济生》〇以上阴证。

下痢脓血，更加发热而渴，心腹痞满，呕而不食，此疫痢兼证，最为危急。夫疫者，胃家事也，盖疫邪传胃，十常八九，既传入胃，必从下解。疫邪不能自出，必藉大便之气，传送而下，而疫方愈。夫痢者，大肠内事也，大肠既病，失其传送之职，故正粪不行，纯乎下痢脓血而已。所以向来谷食，停积在胃，直须大肠邪气将退，胃气通行，正粪方能自此而下。今大肠失职，正粪尚自不行，又何能与胃载毒而出！毒既不前，羁留在胃，败坏真气。在胃一日，有一日之害，一时有一时之害，耗气搏血，神脱气尽而死。凡遇疫痢兼证者，在痢尤为吃紧，疫痢俱急者，宜槟芍顺气汤，诚为一举两得。《温疫论》

槟芍顺气汤，专治下痢频数，里急后重，兼舌苔黄，得疫之里证者。

槟榔　芍药　枳实　厚朴　大黄

生姜煎服。《温疫论》

吴又可用槟芍汤，系治瘟疫之里证，而兼痢者，若有外证，仍当解表。必如喻嘉言分三次治法，始足以尽其变，至表里俱病者，又当表里分治，总宜活变，不可胶执。《说疫》〇按：喻说出《法律》，而三次治法，实不外仲景合病下利之例。以上兼滞下。〇按：前所录诸家论方，亦概似滞下兼证，但其言不了晰耳。

伤寒病后胃气不和利候，此由初受病时，毒热气盛，多服冷药，以自泻

下。病折已后，热势既退，冷气乃动，故使心下愊牢，噫哕食臭，腹内雷鸣而泄利，此由脾胃气虚冷故出。巢源○按：此即生姜泻心汤证。

伤寒汗下后，气逆利不止者，寒也，**枳实芍药干姜甘草汤**。

芍药　甘草　枳实炒　干姜炮，各半两

上锉细，每服五钱，水煎服。《云岐子保命》○按：此四逆散变方。

伤寒后便脓血，里急后重，数至圊而不能便，或少白脓，有似于痢者，切不可痢治，以内虚而风邪下陷，乘虚入客大肠也，慎勿利之，升举其阳，而阴气自降矣。升阳除湿除风汤，苍、防、术、茯、芍。《大还》○按：此方本出东垣，先君子加葛根用，效最著。

伤寒将退十余日，或二七外，或瘥后半月余，忽腹中窘迫疼痛，数起后重不快。盖因余垢未净，重伤饮食，新旧相杂，变为积滞，当与痢疾同治。《明条》

治伤寒后一切痢疾，无问冷热腹痛，**黄连丸**方。

黄连去须，炒，二两　木香　吴茱萸汤洗三遍，炒干，各一两

上三味，捣罗为末，面糊和丸，如梧桐子大。每服二十丸，空心食前米饮下。《圣济》

伤寒汗下后，里急后重，下利者，**七宣丸**。

大黄一两　桃仁十二个，去皮、尖　木香五分　槟榔五钱　诃子皮五钱

上为细末，炼蜜为丸，如桐子大，每服五十丸，温水下。《云岐子保命》○按：此本出《和剂》今去柴胡、枳实、甘草，加槟榔。

温疫愈后三五日，或数日，反腹痛里急者，非前病原也，此下焦别有伏邪所发，欲作滞下也○按：此句不确，宜芍药汤。愈后大便数日不行，别无他证，此大肠虚燥不可攻，饮食渐加，津液流通，自能润下也。觉谷道夯闷，宜作蜜煎导，甚则宜六成汤。○按：此证与方，无类可附，并存于此。病愈后脉迟细而弱，每至黎明，或夜半后，便作泄泻，此命门真阳不足，宜七成汤。亦有杂证属实者，宜大黄丸下之，立愈。《温疫论》

芍药汤

白芍一钱　当归一钱　槟榔二钱　厚朴一钱　甘草七分

水姜煎服，里急后重，加大黄三钱。

六成汤

当归一钱五分　白芍药一钱　地黄五钱　天门冬一钱　肉苁蓉三钱　麦门冬一钱

照常煎服，日后更燥者，宜六味丸。

七成汤

补骨脂炒，鎚碎，三钱　熟附子一钱　辽五味八分　白茯苓一钱　人参一钱　甘草

照常煎服，愈后更发者，宜八味丸，倍加附子。并《温疫论》以上病后。

蛔　虫

胃中冷必吐蛔，吐蛔，人能皆知为阴也。然亦有阳证吐蛔者，盖胃中空虚，既无谷气，故蛔上而求食，至咽而吐，又看别证如何，不可专以胃冷为说。曾记一人阳黄吐蛔，又大发斑阳毒证，口疮咽痛吐蛔，皆以冷剂取效，是亦有阳证矣。《要诀》

蛔上膈烦躁，昏乱欲死，两手脉沉迟，足冷便秘者，多难治。若蛔色赤而活，或多者，属胃热，犹可治之。蛔死色白而扁者，属胃败，必不治也。○此说殆错，《舌辨》云：邪热过极，口闭目开，谵语独语者，宜用大承气下之，燥粪必黑，蛔虫必死。凡人胃脘忽痛忽止，身上乍热乍凉，面上乍赤乍白，脉倏乱倏静，口中吐沫不食者，便是蛔厥之候。《绪论》○以上总证。

疫邪传里，胃热如沸，蛔动不安，下既不通，必反于上，蛔因呕出，此常事也。但治其胃，蛔厥自愈。《温疫论》

马印麟曰：蛔厥有热渴者，黄连解毒汤；有下症者，承气汤。《瘟疫类编》

若腹满不大便，热甚昏愦，而吐蛔者。此胃邪熏蒸，虫不得安，故逆而上。或有大便，粪与蛔同出者，用大柴胡汤。《明条》

清中安蛔汤，治胃实热，呕吐长虫。

黄连姜汁炒，三钱　黄柏酒炒，钱半　枳实麸炒，二钱　乌梅三个　川椒去目炒，去汗，三十粒

上五味共剂，水二盅，加生姜三大片，煎八分，细口服。如病人胃中虚热而呕者，去枳实，加人参一钱五分。《辨注》

温热病而吐蛔者，此胃热也，胃虚有热，虫随热气上行，亦吐出也，宜**犀角黄连汤**。

黄连三钱　犀角四钱　木香五钱　乌梅三个

水一盅半，煎七分服。《大还》○按：此本出《外台》引《深师》，疗䘌疮，○以上阳证。

如蛔厥，胃中有冷，饥不能食，或食吐虫，宜理中汤加乌梅。《如宜》

刘氏曰：凡厥阴蛔厥，伤寒烦躁吐蛔，口燥舌干，但欲凉水浸舌并口唇，时不可离，不欲咽者，宜理中加乌梅。《选录》

凡蛔厥者，轻者吐小虫，重者吐长虫，舌燥口干，常欲冷水浸口，不欲咽，蛔上烦躁，昏乱欲死，两手脉沉迟，足冷至膝，甚者连蛔并屎俱出，大便秘而不行。此症虽出，多可救活也，宜加味理中安蛔散，并乌梅丸治之。《蕴要》○按：二说似不切，姑存之。

理中安蛔散，陶尚文秘方，累用之效。

人参三钱　白术一钱半　白茯苓一钱半　干姜一钱半　乌梅三个

上作一服，水二盅，煎七分服。凡吐蛔未止，加黄连、黄柏各五分，川椒十四粒。若足冷甚者，必加附子半钱或五钱，量病轻重，酌量用之也。《蕴要》○按：原论治蛔不可用甘草并甜物，今不具录。先君子曰：乌梅丸主胃虚而寒热错杂，以致蛔厥者，故药亦用寒热错杂之品治之。而有胃虚以偏于寒而动蛔者，陶华因立安蛔理中汤主之；而有胃不虚，以偏于热而动蛔者，因制清中安蛔汤主之，此各取乌梅丸之半，而治其所偏也，对证施之，皆有奇效。

盖蛔赖食以养，若病人日久不食，致虫上攻咽胃者，谓之虫因饥起。人有病愈方食，虫闻食气，亦令上攻咽胃，谓之虫因食起。二者，皆用理中乌梅丸治之。《五法》○以上阴证。

卷　十

余　证

余　热

伤寒病后热不除候，此谓病已间，五脏尚虚，客邪未散，真气不复，故旦暮犹有余热如疟状，此非真实，但客热也。巢源。

夫伤寒后，气血未实，脏腑尚虚，余毒之气犹存，淹延时日不瘥，机体羸瘦，肢节酸痛，壮热憎寒，心烦盗汗，上气咳嗽，呕逆痰涎，饮食不消，腹中癖块口干舌涩，毛折骨痿，面色青黄，气力乏弱，此皆由虚损，致成夹劳也。《圣惠》

夫大病新瘥后，血气虚弱，余热未尽。古人所谓，如大水浸墙，水退则墙苏，不可犯之，但宜安卧守静，以养其气。设或早起动劳，则血气沸腾，而发热也。《蕴要》

伤寒汗下后，余热未除，或失于调摄，食不为饥，咳嗽寒热，吐血衄血，缠绵日久，状似痨瘵。此皆元气既虚，邪气着而不散，例用黄连解毒汤，加柴胡、枳、桔，其效如神。不效，然后用八物汤，兼犀角、小柴胡、前胡、石膏等，随证加减，无有不愈者。切不可纯用补剂，亦不可误认为虚损劳怯，轻用杜仲、山茱萸、补骨脂等，温补之药也。《伤寒纲目》

竹叶汤，治发汗后，表里虚烦，不可攻者，但当与此方。《千金》○按：即竹叶石膏汤，虚烦，盖是虚热，非烦躁之烦。若伤寒得汗后，病解虚羸，微热不去，可行竹叶石膏汤。《活人》

审知是邪热未解，虽经汗下，却不可畏虚而养病，宜竹叶石膏汤。《要诀》

竹叶汤，治伤寒大病后，心虚烦闷，内热不解。

竹叶　麦门冬去心　人参　茯苓去皮　小麦炒　半夏汤泡七次，各一两　甘草炙，半两上㕮咀，每服四钱，水一盏半，姜五片。煎至八分，去滓温服，不拘时候。《济生》○按：此本《千金》治产后虚渴，少气力方，今去大枣。

○张文仲，疗伤寒八九日不瘥，名为败伤寒，诸药不能消者方。

鳖甲炙　蜀升麻　前胡　乌梅　枳实炙　犀角屑　黄芩各二两　甘草一两，炙　生地黄八合

上九味，切，以水七升，煮取二升半。分五服，日三服，夜二服。出支太□□□□□忌海藻、菘菜、苋菜、芜荑，《备急方》同。《外台》

《圣惠》治坏伤寒，经十日以来未解，热在胸膈，烦闷不止。鳖甲散于本方去前胡，加柴胡。甘草半两，余各一两。每服五钱，以水一大盏，煎至五分。去滓，入生地黄汁半合，更煎一两沸，不计时候，分温二服。

治伤寒余热不退，发歇烦躁，胸膈气滞，不思饮食，宜服**柴胡散**方。

柴胡三分　川大黄三分　枳壳三分　鳖甲三分　槟榔三分　人参三分　木香三分　子芩三分　赤芍药三分　赤茯苓三分　犀角屑三分　桑根白皮一两　甘草半两

上件药，捣筛为散，每服四钱。以水一中盏，入生姜半分，煎至六分，去滓，不计时候温服。《圣惠》

治伤寒后夹劳，骨节烦疼，时有寒热，咳嗽，头目疼痛，宜服**柴胡散**方。

柴胡一两　贝母一两　知母一两　人参一两　赤芍药一两　石膏一两　黄芩三分　杏仁一两　白术半两　栀子仁半两　鳖甲一两

上件药，捣筛为散，每服五钱。以水一大盏，入生姜半分，煎至五分。去滓，不计时候温服。《圣惠》

治伤寒后夹劳，烦热，四肢疼痛，不欲饮食，宜服**犀角散**方。

犀角屑三分　赤茯苓三分　枳壳三分　柴胡一两半　白术三分　鳖甲一两半　知母半两　赤芍药三分　甘草半两

上件药，捣筛为散，每服五钱。以水一大盏，入生姜半分，煎至五分。不计时候温服。《圣惠》

治热病后虚劳烦热，四肢疼痛，小便赤黄，不欲饮食，宜服**柴胡散**方。

柴胡一两　生干地黄一两　黄连一两　地骨皮一两　枳壳一分　赤茯苓一分　知母半两　鳖甲三分　甘草半两

上件药，捣筛为散，每服五钱。以水一大盏，煎至五分，去滓，不计时候温服。《圣惠》

又治时气余热不退，发作有时，栝楼根散，于本方去地黄、黄连、甘

草，加栝楼根。水煎，去滓，入生地黄汁半合，更煎一两沸，温服。

治热病后虚劳，盗汗口苦，不得唾卧，四肢烦痛，舌干卷涩，宜服**人参散**方。

人参一两　麦门冬一两半　赤芍药一两　柴胡一两　白茯苓一两　牡蛎一两　黄芪一两　甘草半两　鳖甲一两

上件药，捣粗罗为散，每服四钱。以水一中盏，煎至六分，去滓，不计时候温服。《圣惠》

治伤寒后，烦热憎寒，口苦不思饮食，日渐羸瘦，**羚羊角汤**方。

羚羊角镑　柴胡去苗　鳖甲去裙襕，醋炙　人参各三分　知母　淡竹茹　黄芪　赤茯苓去黑皮　甘草炙，各半两　天门冬去心，焙，一两

上一十味，细锉如麻豆，每服五钱匕。水一盏半，煎至八分，去滓，食后温服，日二。《圣济》

治伤寒过经，潮热不解，或时作寒如疟状，**柴胡鳖甲汤**方。

柴胡去苗　鳖甲去裙襕，醋炙　赤茯苓去黑皮，各一两　黄芩去黑心　知母焙　桑根白皮锉，各三分　甘草炙，半两

上七味，粗捣筛，每服五钱匕。水一盏半，生姜半分，拍碎。煎至七分，去滓，温服，不拘时。《圣济》此先君子加胡黄连，最效。

《圣惠》治伤寒后肺萎劳嗽，涕唾稠粘，骨节烦闷，发歇寒热。鳖甲饮，于本方去黄芩，加款冬花、乌梅肉、栀子仁。

治伤寒后胃热引饮，烦渴不止，**茯苓地黄汤**方。

赤茯苓去黑皮　生干地黄焙　栝楼根各一两　知母焙，半两　麦门冬去心，各一两半

上五味，粗捣筛，每服五钱匕。水一盏半，入小麦一百粒，淡竹叶三五片，枣三枚，擘破。同煎至八分，去滓温服，不拘时。《圣济》

治伤寒百合病，久不瘥，欲成劳，宜服**柴胡散**方。

柴胡一两　知母二两　黄连一两　甘草三分　百合二两　秦艽一两　栝楼根一两

上件药，捣筛为散，每服五钱。以水一中盏，入生姜半分，煎至六分。去滓，不计时候温服。《圣惠》○按：此方与次方，俱可移治余热，仍叙于此。

治伤寒百合病，经一月不解，变如渴疾，宜服**百合散**方。

百合一两　栝楼根一两　栀子仁三分　牡蛎三分　麦门冬三分　甘草半两

上件药，捣粗罗为散，每服五钱。以水一中盏，入生姜半分，竹叶二七片。煎至六分，不计时候温服。《圣惠》

干地黄汤，妇人伤寒瘥后，犹有余热不去，谓之遗热。

干地黄　大黄　黄连　黄芩各一两　柴胡去芦　白芍药　甘草各一两半，炙

上捣为细末，每服抄四钱匕。以水一盏半，煎至七分，去滓温服，取溏利汗出解。《总病》

归地养营汤，坏证身热，口渴舌苔，及舌如煨熟猪腰子。

当归　生地怀庆极大　鳖甲醋炙研细　麦冬各五钱　芍药　青蒿　阿胶各三钱　五味子一钱五分

上煎成，烊化阿胶服，日二三剂。甚者，人中黄、人中白研细，各一钱，调服。加知母、地骨皮、苦参亦可。虚人，加人参、黄芪、炙甘草。患人服药，安卧竟日，热除渴止。《简明医彀》

《片玉》云：得汗脉静，身热不退，是发汗太过，胃中亡津液故也。处以生津液益气血养胃气之药，或只用补中益气汤。《治例》

若已汗而热不清，身渍渍汗出，右寸关虽弦大，按之无力，心下不痞不饱，四肢倦怠，属中弱气，内伤虚热，补中益气汤主之，汗止身凉为愈。《六要》

有汗下后，阴阳不相入，水火不相济，致余热未退，不可更用冷药，内外俱未可攻，宜小建中汤。若其人已虚，虚能生热，宜小建中汤加当归一钱，或四君子汤加黄芪半钱，或十全大补汤，调其营卫。虚此恐脱“甚”字者，四柱散、真武汤。病愈后，别无他证，只微热未尽除，其人脾胃久虚欠调理，脾主肌肉，故生余热，燥补不宜。用理中汤加蜜一匙许煎。有汗下而热不退，多用凉肌药，而又不退，动至半月，或兼旬者，乃是阳气离经，不能复还，客于皮肉之间，病此甚众，此当调理收敛之，不可用辛热重剂药。《要诀》

遗　毒

凡伤寒出汗不彻，邪热结耳后一寸二三分，或耳下俱硬肿者，名曰发颐。此为遗热成毒之所致也，宜速消散则可，若缓则成脓，又为害也。《蕴要》

《本经》云：耳前后肿，刺之小差，即发颐也。高肿有脓，为吉。如平陷无脓者，危。然亦有大虚之候，微肿而痛，只用温补，或少佐以清凉，肿自消，而颐亦不发。若必欲治颐，则真气外脱而死矣。《直解》

伤寒发颐，亦名汗毒，此因原受风塞，用药发散未尽，日久传化，为热不散，以致项之前后，结肿疼痛。初起身热口渴者，用柴胡葛根汤，清热

解毒，患上红色热甚者，如意金黄散敷之。初起身凉不渴者，牛蒡甘桔汤散之。患上微热，不红疼痛者，冲和膏和之。肿深不退，欲作脓者，托里消毒散。已溃，气血虚弱，食少者，补中益气汤。以此治之，未成者消，已成者溃，已溃者敛，亦为平常王道之法也，用之最稳。《外科正宗》

柴胡葛根汤，治颐毒表散未尽，身热不解，红肿坚硬作痛者。

柴胡　天花粉　干葛　黄芩　桔梗　连翘　牛蒡子　石膏各一钱　甘草五分　升麻三分

水二盅，煎八分，不拘时服。《正宗》

牛蒡甘桔汤，治颐毒表邪已尽，耳项结肿微热，不红疼痛者。

牛蒡子　桔梗　陈皮　天花粉　黄连　川芎赤芍　甘草　苏木各一钱

水二盅，煎八分，食后服。《正宗》

托里消毒散

人参　川芎　白芍　黄芪　当归　白术　茯苓　金银花各一钱　白芷　甘草　皂角针　桔梗各五分

水二盅，煎八分，食远服。《正宗》〇按：此本《外科枢要》方，今去连翘，加皂角针、桔梗。

虚烦不眠　惊悸

此虚烦，与栀豉正证自异。

伤寒发汗吐下已后，腑脏俱虚，而热气不散，故虚烦也。巢源。

夫卫气昼行于阳，夜行于阴，阴主夜，夜主卧，谓阳气尽阴气盛，则目瞑矣。今热气未散，与诸阳并，所以阳独盛，阴偏虚。虽复病后，仍不得眠者，阴气未复于本故也。同上。

瘥后虚烦不得眠，眼中痛疼懊侬。〇按：眼，盖胸讹。黄连四两，芍药二两，黄芩一两，胶三小挺，水六升，煮取三升，分三服，亦可纳鸡子黄二枚。《肘后》〇按：此即黄连阿胶汤。

栀子乌梅汤，治伤寒后，虚烦不得眠，心中懊侬。《活人》方见少阳病中。〇按：以上二方，犹是栀豉之例，以系病后，录入于兹。虚烦一证，乃是病愈后，阴阳未复，时发烦热，竹叶石膏汤。痰多睡不宁者，温胆汤。呕者，橘皮汤。此本于《千金》有病瘥后，自不得眠，宜温胆汤，或眠而精魂散乱，异梦惊悸者，温胆汤尤宜。《要诀》。

温胆汤，治大病后虚烦不得眠，此胆寒故也，宜服此方。张氏《衍义》云：

寒则痰阴之通称。○按：巢源虚劳门云。若心烦不得眠者，心热也。若但虚烦，而不得眠者，胆冷也。

半夏　竹茹　枳实各二两　橘皮三两　生姜四两　甘草一两

上以水八升，煮取二升，分三服。《千金》

《三因方》温胆汤，于本方加茯苓一两半，枣一枚。

《蕴要》加味温胆汤，于本方加人参、黄连、柴胡、当归、川芎、白芍药、生地黄、酸枣仁。

又加味温胆汤，于本方加人参、酸枣仁、茯神。若心烦内热者，倍加黄连、麦门冬；若有热未清，加柴胡；若内实，心神颠倒者，加山栀子。

《寿世保元》竹茹温胆汤，治伤寒日数过多，其热不退，梦寐不宁，心惊恍惚，烦躁多痰，于本方加茯苓、香附、人参、柴胡、麦门冬、桔梗、黄连。○按：竹茹温胆汤，本出《袖珍》引《秘方》名加味温胆汤，不用黄连。

酸枣汤，治虚烦劳扰，奔气在胸中不得眠方。

酸枣仁五升　人参　桂心　生姜各二两　石膏四两　茯苓　知母各三两　甘草一两半

上以水一斗，先煮酸枣仁取七升，去滓下药，煮取三升，分三服，日三。《千金》○按：此于仲景方去芎䓖，加人参、桂心、生姜、石膏。

《深师》**酸枣汤**，疗伤寒及吐下后，心烦乏气，昼夜不眠方。

酸枣仁四升　麦门冬一升，去心　甘草二两，炙　蝭母二两知母也　茯苓二两　芎䓖二两　干姜三两

上七味，切，以水一斗六升，煮酸枣取一斗，去枣纳药。煮取三升，去滓，温分三服。忌海藻、菘菜、大醋。《外台》○按：此于仲景方加麦门冬、干姜。

治伤寒后体虚，心烦不得眠卧，四肢少力，宜服**熟干地黄散**方。

熟干地黄一两半　白芍药一两　羚羊角屑一两　茯神一两　黄芪一两　麦门冬一两　酸枣仁一两　人参一两

上件药，捣筛为散，每服四钱。以水一中盏，煎至六分，去滓，入鸡子清一枚，搅令匀，温服。《圣惠》

伤寒坏病久不愈，常不得眠，或心脾气血素亏，而惊悸不宁，不得眠。诸药不效者，大剂独参汤，或归脾汤，并用送下养正丹。《绪论》

归脾汤

白术　茯神去木　黄芪去芦　龙眼肉　酸枣仁炒，去壳，各一两　人参　木香

不见火，各半两　甘草炙，二钱半

上㕮咀，每服四钱，水一盏半，生姜五片，枣子一枚。煎至七分，去滓温服，不拘时候。《济生》。《薛氏医案》加当归、远志。

人病伤寒阳证，或患热疾，服凉药而得愈，饮食未充，夜间便睡不着，是胆冷也。若脉细身凉，随其虚实，下金液丹一服。大冷者，下百粒及五六十粒；不甚冷者，三二十粒，即睡着，当以脉证为准也。脉细微，大便不甚实，小便清，面色青白，舌下不红，面带青色，皆冷证也。《医说》一本，引《医余》。

大抵伤寒汗吐下之后，虚极之人，或因事惊恐，遂生惊惕者，宜养血安神镇心之剂主之也。《蕴要》

朱砂安神丸，治病后心神不安，夜卧不宁，或乱梦不得眠。

朱砂另研，水飞，二钱一半，为衣　黄连炒，一钱半　甘草炙，半钱　当归身酒浸，一钱　生地黄酒洗，焙干，一钱半

上为细末，汤浸蒸饼糊为丸，如绿豆大，朱砂为衣，阴干。每服三十丸，以口中津液咽下，或灯心汤下。《蕴要》〇此本东垣方，一方，去当归、地黄。

病后血气未复，精神未全，多于梦寐中，不觉失声如魇，此不系谵语郑声。宜温胆汤，去竹茹，加人参半钱，或用六君子汤。《要诀》

虚　汗

夫伤寒瘥后，体气羸弱，脏腑犹虚，或每因睡中，遍身汗出。此皆阳气虚心气弱，阳属于表，主于肤腠开泄，故津液妄行。心主血，心生汗，今心虚不足，故多盗汗。诊其脉虚弱微细者，是其候也。《圣惠》

大病愈后数日，每饮食及惊动即汗，此表里虚怯，宜人参养营汤倍黄芪。脉静身凉，数日后，反得盗汗，及自汗者，此属表虚。《温疫论》

治伤寒脉微细，汗出不止，渐觉虚羸，宜服**白茯苓散**方。

白茯苓一两　人参一两　白术三分　白芍药三分　麻黄根一两　五味子半两　牡蛎一两　肉苁蓉一两，酒浸一宿，刮去皴皮，炙干

上件药，捣筛为散，每服五钱。以水一大盏，煎至五分，去滓，不计时候温服。《圣惠》〇按：又治虚劳盗汗，黄芪散，于本方去芍药、麻黄根、苁蓉，加黄芪、麦门冬、甘草、熟干地黄。

治伤寒虚汗不止，心多烦躁，时时惊悸，宜服**人参散**方。

人参半两　远志半两　白茯苓半两　麦门冬半两　黄芪半两　柴胡半两　甘草一分　龙骨一两

上件药，捣筛为散，每服五钱。以水一大盏，入生姜半分，枣三枚，竹茹一分。煎至五分，去滓，不计时候温服。《圣惠》

〇治伤寒后虚羸，日夜汗出不止，心躁口干，咽喉不利，宜服此方。

黄雌鸡一只，去肠胃，理如食法　肉苁蓉一两，酒浸一宿，刮去皴皮，切　麻黄根二两　牡蛎二两

上件药，先将鸡、麻黄根，以水七大盏，煮取汁三大盏，去鸡、麻黄根后，却下苁蓉、牡蛎，煎取一盏半，去滓，分为三服，空心午前夜后临卧时服。《圣惠》

阳证，身微热，表虚汗出不已，或因医者发汗，以致表虚，脉不实，治用**王海藏黄芪汤**。

黄芪　人参　白茯苓　白术　白芍药各一两　甘草七钱半　陈皮五钱

上锉，每服酌量多少，用水二盏，生姜三片，煎八分温服。《宝鉴补遗》〇按：此方，出《元戎》，无陈皮，治中暍。

阴证，身凉，额上手背有冷汗，治用四逆汤加人参。同上。

〇《方脉正宗》治阳虚自汗，用牡蛎，火煅，五钱，人参三钱，麦门冬五钱，北五味二钱，煎汤饮，立止。外再用牡蛎，火煅，数两，捣细粉，布包扑身上，亦可收汗。《汇言》

〇大病瘥后，多虚汗，及眠中流汗方。原作“眼中流汁”，今据《医心方》引葛氏方改。

龙骨、牡蛎、麻黄根，末，杂粉以粉身，良。《肘后》

〇《录验方》治大病之后，虚汗不可止方。

干姜三分，治合以粉，大良。《医心》扑粉方，互见“太阳病”。

当归六黄汤，治伤寒新瘥后，虚热盗汗不止。

当归身酒洗，一钱五分　黄柏炒，七分　黄芩炒，七分　黄连炒，五分　黄芪盐水炙，二钱　生地黄酒洗，七分　熟地黄酒蒸，一钱

上作一服，水二盅，煎至八分，食远温服。《蕴要》〇此本出《兰室秘藏》云：盗汗之圣药。

虚弱当与“兼变”中“误治虚乏参”

其人血气先虚，复为虚邪所中，发汗吐下之后，经络损伤，阴阳竭绝，

热邪始散，真气尚少，五脏犹虚，谷神未复，无津液以荣养，故虚羸而生病焉。巢源。

伤寒瘥后，虚弱无力者，先因汗下过多，病久元气虚弱，调养失宜。须渐渐进食守静，不可太急。治伤寒虽无补法，若果病久元气虚惫，或劳力所伤，不得不补，此合宜则用也，宜补中益气汤。《蕴要》〇按：今本脱此条，据《撮要》及《全生集录》。

补大病后不足虚劳方。万病虚劳同用。

取七岁以下，五岁以上黄牛，新生者乳一升，以水四升，煎取一升。如人体温，稍稍饮之，不得过多，十日服，不绝为佳。《千金》

十全大补汤，病后气不如旧，此药性温不热，平补有效。

白茯苓焙　白术焙　人参去芦　熟干地黄洗酒，蒸焙　白芍药　粉草炙　黄芪去芦　肉桂去粗皮，不见火　川当归去芦，洗　川芎各等份

上十味，锉为粗散，每服二大钱。水一盏，生姜三片，枣子二个，同煎至七分，不拘时候温服。《和剂》

四君子汤，治大人小儿，脾胃不和，中脘停饮，大病之后宜服。

人参　茯苓　白术各四两　甘草半两

上㕮咀，每服四钱，水一盏，姜七片，枣一个。煎至六分，去滓，不以时候服。

一方，加橘红等份，名异功散，尤宜病后调理。

一方，去甘草，加木香、熟附子，等份，名加味四柱散，姜枣煎服，大病之调理，尤宜用此《易简》异功散，本出《小儿方诀》。

《得效》六君子汤，于本方加半夏、陈皮。

《小青囊》六君子汤，于本方加黄芪、山药。治伤寒汗下之后，将见平复，服此调理，俾进食。〇按：此系《本事方》七珍散，去粟米。

治伤寒后，虚羸少气，呕吐不纳饮食，宜服**陈橘皮散**方。

陈橘皮一两　五味子一两　麦门冬一两半　人参一两　半夏一两　白术半两　甘草半两　白茯苓三分　黄芪三分

上捣粗罗为散，每服三钱，以水一中盏，入生姜半分，枣三枚。煎至六分，去滓，不计时候稍热服。《圣惠》

治伤寒后，服冷药过多，胃寒呕哕，不下饮食，**人参汤**方。

人参　白术　白茯苓去黑皮　附子炮裂，去皮、脐　陈橘皮汤浸，去白，炒，各一两　桂去粗皮　干姜炮，各半两　丁香一分

上八味，粗捣筛，每服五钱匕。水一盏半，生姜半分，拍碎，粳米半匙。煎至一盏，去滓温服，不拘时。《圣济》

温脾丸，治久病虚羸，脾气弱，食不消善噫方。黄柏　大麦蘖　吴茱萸　桂心　干姜　细辛　附子　当归　大黄　曲　黄连各一两

上十一味，为末，蜜丸如梧子。每服十五丸，空腹酒服，日三。《千金》《三因》曲，用神曲。

加味枳术丸，治病后胃弱食少，服此进饮食强胃气之药也。

枳实一两，炒　白术一两　神曲一两，炒　大麦蘖炒，一两　陈皮一两　棠求子一两

上为末，荷叶烧饭和，丸如梧桐子大，每服七八十丸，白汤下。如有热，加姜炒黄连七钱，如气郁不舒畅加香附一两，如痰多加半夏麴一两。《蕴要》○按：枳术丸，出于张洁古。

○治伤寒后，肾气虚损，夜梦失精，口干心烦，两颊黑色，皮肤干燥，宜服此方。

龙骨一两　白芍药三分　人参三分　熟干地黄三分　白茯苓三分　桂心半两　甘草半两　鹿茸半两，涂酥，微炙，去毛　磁石一两半，捣碎，水淘去赤汁

上件药，捣粗罗为散，每服四钱。以水一中盏，入枣三枚，煎至六分，去滓，食前温服之。《圣惠》

水　肿

病后水肿，身虚胃弱食少者，以五苓散加苍术、陈皮、木香、砂仁之类主之。若人不甚弱者，以商陆一味，煮粥食之，亦佳。凡病瘥后足肿者不妨，但节饮食，胃气强自消也。《蕴要》

严正甫正年三十，时疫后，脉证俱平，饮食渐进，忽然肢体浮肿，别无所苦，此即气复也。盖大病后，血未成气暴复，血乃气之依归，气无所依，故为浮肿。嗣后饮食渐加，浮肿渐消，若误投行气利水药则谬矣。《温疫论》

若大病后，三焦受伤，不能通调水道，下输膀胱，肢体浮肿，此水气也，与气复悬绝，宜金匮肾气丸及肾气煎，若误用行气利水药必剧。凡水气足冷，肢体常重，气复，足不冷，肢体常轻为异。同上。

治伤寒后，身体浮肿，喘息促，小便不利，坐卧不安，**防己汤**方。

防己三分　猪苓三分　海蛤一两　陈橘皮一两　木香半两　白术半两　桑根白皮三分　赤茯苓三分　槟榔一两　紫苏茎叶一两　木通一两半

上一十一味，粗捣筛。每服三钱匕，水一盏，入生姜半分切。煎至六分，去滓，不计时候温服。《圣济》

瘥后面肿，或腰以下肿，治用**索矩三和汤**。○按：索矩，《正传》作“吉矩”。

橘皮　厚朴　槟榔　白术各三两　甘草炙　紫苏各二两，去渣、梗　木通　海金沙各一两

上锉，每服五钱，水一盏，生姜三片，煎至八分，温服。如鼻上有汗出，必气血和而愈。《宝鉴补遗》

劳复食复，女劳复，自复

伤寒劳复，何以明之？劳，为劳动之劳。复，为再发也。是伤寒瘥后，因劳动再发者是也。伤寒新瘥后，血气未平，余热未尽，劳动其热，热气还经络，遂复发也。此有二种：一者，因劳动外伤；二者，因饮食内伤。其劳动外伤者，非止强力摇体，持重远行之劳。至于梳头洗面则动气，忧悲思虑则劳神，皆能复也，况其过用者乎。其饮食内伤者，为多食则遗，食肉则复者也。《内经》曰：热病已愈，而时有遗者，何也？以热甚而强食之，病已衰，而热有所藏，因其谷气留薄，两阳相合，故有所遗。经曰：病已瘥，尚微烦，设不了了者，以新虚不胜谷气，故令微烦，损谷则愈。夫伤寒邪气之传，自表至里，有次第焉，发汗吐下，自轻至重，有等差焉。又其劳复则不然，见其邪气之复来也，必迎夺之，不待其传也。经曰：大病瘥后劳复者，枳实栀子豉汤主之。若有宿食，加大黄，且枳实栀子豉汤，则吐之，岂待虚烦懊侬之证，加大黄则下之，岂待腹满谵语之候！经曰：伤寒瘥后，更发热者，小柴胡汤主之。脉浮，以汗解之，脉沉实者，以下解之，亦是便要折其邪也。盖伤寒之邪，自外入也，劳复之邪，自内发也，发汗吐下，随宜施用焉。呜呼，劳复也，食复也，诸劳皆可及，御内则死矣。若男女相易，则为阴阳易，其不易自病者，谓之女劳复，以其内损真气，外动邪热，真虚邪盛，则不可治矣。昔督邮顾子献，不以华敷之诊为信，临死致有出舌数寸之验，由此观之，岂不与后人为鉴诫哉。《明理》上总说。○按：此有所本，详见于后。

伤寒病新瘥，津液未复，血气尚虚，若劳复早，更复成病，故云复也。若言语思虑则劳神，梳头澡洗则劳力，劳则生热，热气乘虚，还入经络，故

复病也，其脉紧者，宜下之。巢源○按：又曰伤寒病后，多因劳动不节，饮食过度，更发于病，名之为复。复者，谓复病如初也。又小儿时气病发复候曰：发复，多重于初病者，血气已虚，重伤故也。

许仁则曰：此病复发，不但起动劳役，或因饮食稍多，或因言语过分，或缘视听不节，或为动静不常，皆成此复。若复甚者，乃至不救，剧于初得病时，不可以复发而云轻易。《外台》

新瘥，强人足两月，虚弱人足百日，则无复病矣。《总病》

疫邪已退，脉证俱平，但元气未复。或因梳洗沐浴，或因多言妄动，甚至车骑劳顿，遂至发热。前证复起，惟脉不沉实为辨，此为劳复。盖气为火之舟楫，今则真气方长，劳而复折。真气既亏，火亦不前，如人欲济，舟楫已坏，其可渡乎。是火也，陷于经络，则为表热。陷乎脏腑，则为里热。虚甚热甚，虚微热微。治法，轻则静养可复，重则大补气血。候真气一回，血脉融和，表里通畅，所陷之火，随气输泄，自然热退，而前证自除矣。若误用承气及寒凉剥削之剂，变证蜂起，遂至殒命。《温疫论》○按：此盖劳复中之一证。

盖劳则生热，热气乘虚，还入经络，未免再复。治宜清热解劳，小柴胡汤、麦门冬汤和之。热气浮者，栀豉枳实汤；表证多者，柴胡桂枝汤汗之；里症多者，大柴胡汤下之。劳复症久不愈，恐成痨瘵。《入门》

麦门冬汤，治劳复气欲绝，起死人方。

麦门冬一两　甘草二两　京枣二十枚　竹叶切，一升

上四味，㕮咀，以水七升，煮粳米一升令熟，去米纳诸药。煎取三升，分三服，不能服者，绵滴汤纳口中，用之有效。《千金》○按：《玉函》劳复发热者，麦门冬汤主之，方与《金匮》同，而先君子以为仲景旧文。

补中益气汤，治劳复发热，气高而喘，身热而烦，四肢怠惰。《蕴要》

大病后不宜劳动，若劳倦伤气，无力与精神者，名曰劳复，补中益气汤主之。《心悟》

瘥后有劳复者，劳则生热，小柴胡加五味、麦冬和之。《士林余业》

《图经》曰：治伤寒劳复，身热，大小便赤如血者，胡黄连一两，山栀子二两，去皮，入蜜半两拌和，炒令微焦。二味捣罗为末，用猪肠汁和，丸如梧桐子大。每服，用生姜二片，乌梅二个，童子小便三合浸半日。去滓，食后暖小便令温，下十丸，临卧再服，甚效。《证类》《元戎》引孙尚药，猪肠汁，作“猪胆汁”，宜从。

治伤寒瘥后劳复，壮热头痛，**六神汤**。

鳖甲　柴胡　人参　知母　黄连各一两　乌梅肉半两

上六味，粗捣筛，每服五钱匕，水一盏半，入生姜半分，拍碎。同煎至八分，去滓，食后温服。《圣济》以上劳复。

凡得温毒病新瘥，脾胃尚虚，谷气未复，若食犬猪羊肉并肠血，及肥鱼炙脂腻食，此必下利，下利则不可复救。○按：此盖本于《肘后》。又禁食饼饵炙脍，枣栗诸生果难消物，则不能消化，停积在于肠胃，便胀满结实，大小便不通，因更发热，复成病也。非但杂食，梳头洗浴诸劳事，皆须慎之。巢源○按：伤寒食复候，论证殊略，今录杂载中。

伤寒新瘥，胃气尚弱，若恣饮食，不能克化，浊秽脏腑，依前发热，若用调和脾胃药，胃热转增，大凡伤寒无和胃之理，治须清热消食。轻者，胸中微满，谓之遗热，损谷自愈；重者，胸高喘满腹胀，必须吐下，栀豉枳黄汤主之。当是枳栀汤，加大黄。烦热甚者，竹叶石膏汤，胸痞者，生姜泻心汤。饮酒复者，其热尤甚，盖酒性至热，必烦躁干呕舌苔，妄语不寐者，解毒汤。《入门》饮酒复出《外台》，既抄于前。

伤寒才愈，脾胃尚虚，虽消中固宜节食，若恣食而再热者，名曰食复，宜六君子汤一小剂，或加神曲、麦芽。予尝见食复多死者，盖以久敝之脾胃，不能化骤进之食物也。《程氏医彀》

若因饮食所伤者，或吞酸作嗳，或心腹满闷，而加热者，此名食复。轻则损谷自愈，重则消导方愈。《温疫论》

車口何姓者，在济患伤寒，后食肉复，医与利药下之。下后身热耳聋，口干不渴，喜漱水不欲咽，是热在经。予视之曰：此误下亡阴，犹有表证，与小柴胡去半夏，加天花粉、山栀、麦冬、五味、归、芍、生地，一服减半，四剂良愈。《类案》以上食复。

夫伤寒病新瘥，未满百日，气力未平复，而以房室者，略无不死也。有得此病愈后六十日，其人已能行射猎，因而房室，即吐涎而死。病虽云瘥，若未平复，不可交接，必小腹急痛，手足拘拳，二时之间亡。《范汪方》云：故督邮顾子献得病，已瘥未健，诣华敷视脉。敷曰：虽瘥尚虚未平复，阳气不足，勿为劳事也，能劳尚可，女劳即死，临死当吐舌数寸。献妇闻其瘥，从百余里来省之，住数宿止，交接之，间三日死。妇人伤寒虽瘥，未满百日，气血骨髓，未牢实，而合阴阳快者，当时乃未即觉恶，经日则令百节解离，经络缓弱，气血虚，骨髓空竭，便恍恍吸吸，气力不足，着床不能动摇，起居仰人，食如故，是其证也。丈夫亦然，其新瘥虚热未除，而快意交接者，皆即死。巢源。

男子房劳复，发热口噤，临死舌出数寸。又始得病，百节痛如被打，浑身沉重，恍惚失措，脉促而绝，不可治。或有吐涎不止，或有谵妄烦乱者，皆不可治。《总病》

仲景只言阴阳易，而《千金》复增女劳复证，昔贤相传，阴阳易犹可生。若女劳复必死者，何也？愚以复病，由病后正气大虚，余邪不能传易于人，因而自病，则多死，以其人不堪再病故也。易病，由病人正气稍复，不病之人，正气久虚，余邪遂至传易，因而忽病，然犹可生，以其人病尚初发也。《辨注》

逍遥汤，治有患伤寒瘥后，血气未平，劳动助热，复还于经络。因与妇人交接，摇欲而复发，不易有病者，谓之劳复。

人参　知母　黄连　甘草　滑石　生地黄　韭根　柴胡　犀角　竹青

如卵缩腹痛，倍加。

水二盅，枣二枚，姜三片，煎之。《六书》

若犯内事阴亏者，宜六味生干地黄汤。气少者，倍加人参汤主之。《金鉴》○按：以上诸复治法，当通用之。

尝治伤寒病未平复，犯房室，命在须臾，用独参汤，调烧裈散。凡服参一二斤余，得愈者三四人，信哉！用药不可执一也。《准绳》○按：原文引张兼善，论用烧裈散之理，文繁不录。又按：此证盖是脱阳，当考少阴病四逆变方。以上女劳复。

若无故自复者，以伏邪未尽，此名自复。当问前得某证，所发亦某证，稍与前药，以彻其余邪，自然获愈。《温疫论》○上自复。

卷十一

别　　证

感　　冒

感冒本与伤寒，治证一同，但有轻重之分耳。故重者为伤，轻者为感，感冒之中，有风有寒，又须详别。夫感寒则必恶寒，面色黯惨，项背拘急，亦或头痛发热，其脉沉迟，当以五积散、藿香正气散、养胃汤表之。感风则必恶风，面色光浮，身体发热如疟，鼻塞声重，时出清涕，或咳唾稠粘，其脉多浮数，当以十神汤、败毒散治，或风寒兼之，又当用和解之药。体虚之人，不可过于发散，恐致他疾。《医方集成》

感冒为病，亦有风寒二证，即是伤寒外证。初感之轻者，故以感冒名之，若入里而重，则是正伤寒。初感用药，与太阳证一同，今病人往往恶言伤寒，不知轻则为感，重则为伤，又重则为中，有其病而讳其名，甚为无义，特以俗呼为大病，故讳言之耳。有微恶风微发热，起居饮食自如常，但不甚清快，又不可过用表剂。若投以和解养胃封金之类不效者，宜神术散。有虚人感冒发热，仅得一日，热不为久，又不为重，便见谵语，此乃虚不禁热，不可遽用十分冷剂。《要诀》

《内经》曰：卑下之地，春气常在。故东南卑湿之区，风气柔弱，易伤风寒，俗称感冒，受邪肤浅之名也。由鼻而入，在于上部，客于皮肤，故无六经形症，惟发热头痛而已。《医方集解》

伤寒见证。轻者，咳嗽有痰、咽干声重、鼻燥作痒，或流清涕、腹胀额闷、口燥喉痛；重者，头痛项强、肢节烦疼、憎寒壮热、头眩呕吐、心烦潮热、自汗恶风，亦有无汗而恶风者。《汇补》

伤寒大汗宜禁。伤风症，腠理疏泄，但宜轻扬之剂，彻越其邪，不可与伤寒家大汗之药，恐蹈亡阳之弊。同上。

伤风久虚宜补。如虚人伤风，屡感屡发，形气病气俱虚者，又当补中，而佐以和解，倘专泥发散，恐脾气益虚，腠理益疏，邪乘虚入，病反增剧也。同上引立斋〇按：此即陶节菴所谓劳力感寒，主以补中益气汤者也。

伤风寒甚者，遍传经络，已见《伤寒论》。此言其轻浅者，邪只犯皮毛，皮毛为肺之合，皮毛开，则肺气不得外泄，故上壅而嚏，蒸成涕液，壅塞鼻中，故声出重浊。肺气郁而成热，故肺痒而咳。其人平素体气，寒者则无汗，热者则有汗。或发热，或不发热，或头痛，或不头痛，盖虽轻证，其中又分轻重也。《医碥》

感冒固轻，惟人以其轻忽之，亦足以伤生，其致不醒之故，亦各有因，我将为子备言之，以告知命者，当防微而杜渐也。今人感冒，每率已见用药，病未除而元气先伤，以致困者，一也。有未冒之前，元气先虚，既冒之后，乘虚陷里，虚邪并病，医者未及辨明，而误药者，二也。有禀性怯弱，情志多郁，素有骨蒸虚热之恙，重冒风寒，而咳伤肺络，痰红痨嗽者，三也。有沉湎酒色，湿热内伤，当风露卧，复感风邪，而成痨瘵者，四也。有行房不谨，汗出当风，邪入三阴，传为虚萎，或成痨风者，五也。有童子室女，情性执滞，素多愁郁，天癸不通，形神羸弱，偶冒风寒，内热并病，而成痨者，六也。有体肥气盛，情性素暴，不耐病苦，偶冒风寒，而烦躁愈甚，酒色不戒，饮食失调，以致痰嗽咳血，音哑喉痹，朝凉暮热，大肉脱尽而死者，七也。有劳形役心，负重疾走，因躁热而浴寒饮冷，当风露坐，以致感冒咳血，而成痨者，八也。有师尼寡妇，嫁娶愆期，忧思积忿，以致心相二火，炽然日甚，偶感风邪，内外郁蒸，而成痨嗽咳血者，九也。有产后气血正虚，失于谨慎，为风所袭，邪入至阴，而为烦渴内热之恙，医者误为产虚，不知清散，补敛太早，则虚热与邪热同病，而成产痨者，十也。此十种死症，余三十年来所见，指不胜屈，而触冒之因，多由感冒，岂感冒遂能杀人，实由根本先败而然也。《证治百问》

香苏散，治四时感冒，头痛发热。原云：治四时瘟疫伤寒，今据《医方集解》考。

陈皮二两，不去白　香附子炒香，去毛　紫苏叶各四两　甘草炙，一两

上为粗末，每服三钱，水一盏。煎七分，去滓热服，不拘时候，日三服。若作细末，只服二钱，入盐点服。《和剂》

《卫生家宝》加减香苏散，于本方加麻黄、苍术、桔梗。

《管见良方》芎芷香苏散，于本方加川芎、白芷。

《得效》加苍术。云：一方加沉香，名沉香饮子。

十神汤，治时令不正，瘟疫妄行。人多疾病，或风寒湿痹，可服之。

陈橘皮去白　麻黄去根节　川芎　甘草炙　香附子杵去毛　紫苏去粗梗　白芷　升麻　赤芍药各四两　干葛十四两

上为细末，每服三大钱，水一盏半，生姜五片。煎至七分，去滓热服，不拘时候。《和剂》

《是斋》神授太乙散，于本方去麻黄加青皮。

《得效》香葛汤，于本方去麻黄加苍术。

参苏饮，治一切发热，头疼体痛。

前胡　人参　紫苏叶　干葛　半夏　茯苓各三分　枳壳　陈皮　甘草　桔梗各半两

上㕮咀，每服四钱，水一盏半，生姜七片，枣子一个。煎至六分，去滓，不以时候服。

寻常感冒风寒，头目昏重，鼻流清涕，宜用此药，加川芎半两，煎服。《易简》〇按：此方，本出《三因》痰饮门，无干葛，有木香。云：呕者，加干葛，腹痛加芍药。《和剂》加木香。《澹寮》十味芎苏散，于本方去前胡、人参，加川芎、柴胡。

败毒散，治伤风温疫风湿，头目昏眩，四肢痛，憎寒壮热，项强目睛疼，寻常风眩，拘倦风痰，皆服神效。

羌活洗去土　独活去芦　前胡去芦　柴胡去苗　芎䓖　枳壳麸炒去穰　白茯苓去皮　桔梗去芦头　人参以上各一两　甘草半两，炙

上件，捣罗为末，每服三钱，入生姜二片，水一盏煎七分，或沸汤点亦可，老人小儿亦宜，日三二服，以知为度。瘴烟之地，或温疫时行，或人多风痰，或处卑湿脚弱，此药不可阙也。《活人》

《和剂》名人参败毒散，入生姜、薄荷煎。《方诀》《圣济》并同，名羌活散。《方诀》云：此古方也。《简易》云：初虞世究其方，知出《道藏》。

《圣济》前胡汤，于本方去独活、茯苓、桔梗，加芍药、麻黄，入葱白煎。如要发汗，更入薄荷。

真武汤，专一发散四时不正之气，及伤寒未分证候，疮疹欲出未出，并宜服之。

苦桔梗　荆芥穗　薄荷叶　紫苏叶　干葛　甘草节　瓜蒌根　牛蒡子各等份

上八味，并无制度，同为粗末。每服三钱，水一盏，煎至七分。去滓，

不拘时候，温服，日进三五服。叶氏。

神术散，治伤风鼻塞声重，咳嗽头昏。

苍术五两，米泔水浸一宿　藁本去土　香白芷　羌活去芦头　细辛去叶、土　甘草炙　川芎以上六味，各一两

上件，为细末，每服三钱，水一盏，生姜三片，葱白三寸。同煎至七分，温服，不拘时候。如微觉伤风鼻塞，只用葱茶调下。杨氏〇按：洁古九味羌活汤，盖一类方也。

神白散，治四时伤寒在表，浑身壮热，口苦舌干，恶风无汗。

苍术米泔浸一宿，去皮，焙干，秤一两半　麻黄一两，去根、节　甘草一两，炙　防风一两，去芦　石膏一两，研　干葛一两　川芎一两　香白芷半两　栝楼根半两

上为末，每服二钱，水一盏，入生姜三片，葱白三寸，煎至七分，热服。如伤风身热，面赤脉大，以衣覆出汗，即愈。《家宝》

《袖珍》引《秘方》喝起散，于本方去白芷、栝楼根加羌活。

小青龙汤，若其状洒淅恶寒，但欲厚衣近火，阴阳二字疑头重时痛，鼻窒塞，浊涕如脓痰，动辄汗出，亦或无汗，甚则战栗。此由寒邪之气，从外入中，或因饮冷客于肺经，内外合邪，留于经络，谓之感寒。寒从外至，则两手寸口脉俱紧，或寒从内起，其脉带迟，恶寒无汗者。《十便》引《指迷方》即仲景原方。

三拗汤，治感冒风邪，鼻塞声重，语音不出。或伤风伤冷，头痛目眩，四肢拘倦，咳嗽多痰，胸满气短。

麻黄不去根节　杏仁不去皮尖　甘草生用，各等份

上㕮咀为粗末，每服五钱，水一盏半，姜钱五片。同煎至一盏，去滓，通口服，以衣被盖覆，睡取微汗为度。《和剂》

《澹寮》五拗汤，治感寒而语声不出，或至咽喉肿痛，于本方加桔梗、京芥穗、五味，各等份，生姜三片同煎，温温咽服，咽痛痛甚□□熟后加朴硝少许。

清肺汤，深都正方。

陈紫苏六两　陈皮六两　甘草三两　香附子六两　桑白皮三两　杏仁三两　桔梗三两　半夏四两

上件，为粗末，每服五钱，水一盏半，姜五片，枣子一个。煎七分，去滓，通口服。《方氏家藏方》

三奇汤，治感寒语声不出。

桔梗一两，锉，蜜拌，甑上蒸　甘草半两半生半炒　诃子大者四个

上为细末，每服十钱匕，入沙糖一小块，水五盏，煎至三盏。细细呷，一日服尽，效甚速，声未出再服。《十便》引《家藏方》。

○治伤风后耳聋，仲淳定。

甘菊花二钱　石菖蒲忌铁，一钱　柴胡六分　栝楼根二钱　贝母去心，二钱　前胡一钱　甘草六分　北细辛四分　苏梗一钱　桑白皮忌铁，二钱

加竹沥一杯，不拘时服。《广笔记》

时毒大头病

夫时毒者，为四时邪毒之气，而感之于人也。其候，发于鼻面耳项咽喉，赤肿无头，或结核有根，令人憎寒发热，头痛肢体痛。甚者，恍惚不宁，咽喉闭塞，人不识者，将为伤寒，便服解药一二日，肿气增益，方悟始召疮医。原夫此疾，古无方论，世俗通为丹瘤，病家恶言时毒，切恐传染。考之于经曰：人身忽经变赤，状如涂丹，谓之丹毒。此风热恶毒所为，谓之丹瘤。与夫时毒，特不同耳。盖时毒者，感四时不正之气，初发如伤寒，五七日之间，乃能杀人。治之宜精辨之，先诊其脉，滑数浮洪，沉紧弦涩，皆其候也。盖浮数者，邪在表也，沉涩者，邪气深也。认是时毒，气实之人，急服化毒丹以攻之，热实以五利大黄汤下之。其有表证者，解毒升麻汤以发之，或年高气软者，五香连翘汤主之，又于鼻内嗃通气散，取十余嚏作效。若嗃药不嚏者，不可治之，如嚏出一血者，治之必愈。如左右看病之人，日日用嗃药嚏之，必不传染，切须忌之。其病人，每日用嚏药三五次，以泄热毒，此治时毒之良法也。经三四日不解者，不可大下，犹宜和解之，服犀角散、连翘散之类。至七八日，大小便通利，头面肿起高赤者，可服托里散、黄芪散。宜针镰砭割出血，泄其毒气，十日外不治自愈也。此病若五七日已前，精神昏乱，咽喉闭塞，语声不出，头面不肿，食不知味者，必死之候，治之无功矣。然而此疾，有阴有阳，有可汗，有可下。尝见一工，但云热毒，只有寒药，殊不知病有微甚，治有逆从，不可不审者矣。《外科精义》

时疫疙瘩肿毒病者，古方书论，所不见其说，古人无此病，故方无此说。唯正隆杨公集《拯济方》内言，自天眷皇统间，生于岭北，次于太原，后于燕蓟，山野村坊，颇罹此患，至今不绝，互相传染，多致死亡。至有不

保其家者，状似雷头，肿弘咽颈。攻内则喉咙堵塞，水药难通，攻外则头面如牛，眼耳穴盈，视听俱非，杜绝闻见，病恶命危。虽布避，汗之益深，疏利颇差。初见憎寒，稍厥饮水，脉沉，不可温辛发汗，急以大黄芒硝之类，苦泄寒凉之剂，加倍并服，得快利方可为救。毒气稍退，渐减凉药理之，咽堵食药不下。先灌生油半盏，自然能通，后于本方选而用之。道衰德废，仁殒义湮，瘴厉戈烽，兆彰恶贯。《端效方》

大头者，一曰时毒，二曰疫毒也。盖天行疫毒之气，人感之而为大头也，或壮热气喘，口干舌燥，或咽喉肿痛不利。其脉数大者，普济消毒饮主之。若内实热甚者，以防风通圣散增损主之。大抵治法，不宜大速攻，则邪气不伏，而反攻内，必伤人也。且头面空虚之分，邪既着空处，则无所不至也。所以治法，必当先缓而后急，则邪伏也。凡先缓者，且宜清热消毒。如虚人兼益元气，胃虚食少者，兼助胃为主。待其内实，热盛大便结，以酒浸大黄下之，则宜热而拔其毒也。此为先缓后急之法也。盖此毒先从鼻肿者，次肿于目，又次肿于耳，从耳至头上，络后脑，结块则止不散，必出脓则愈也。《蕴要》

发毒看法。初起，寒热交作，头面一处作肿，红赤发热疼痛者，易。已成，高肿，发热疼痛，有时语声清朗，汤药易入者，轻。已溃，脓稠，坚肿稍消，疼痛稍减，饮食渐进，身温者，吉。溃后，脓水渐止，肿退肌宽，神彩精宁，睡卧安稳者，顺。初起，多寒少热，头面耳项俱肿，光如水晶，不热者，险。已成，漫肿无头，牙关紧闭，汤水不入，声音不出者，逆。已溃，脓水清稀，气味败臭，肿痛不除，如尸发胖者，死。溃后，臭水淋漓，肿不知痛，手足多冷，常出谵言者，死。《正宗》

时毒治法。寒热交作，头眩体痛，六脉浮紧，邪在表也，宜汗散之，头面赤肿作痛，口燥咽干，大便秘实，邪在里也，下之。外有寒热，内亦口干，脉弦有力，表里俱实，发表攻里。表里俱解，肿痛仍不消者，乃瘀血凝滞，宜砭去恶血。砭血之后，肿痛仍作不消者，已欲作脓，宜托脓健脾。肿痛日多，而胀痛者，已有脓，急针之。更兼补托脾胃，溃后肿痛不减，脓清腥秽，脾胃弱也，更宜温中健脾。饥年时毒流行，传染者，忌用攻发，当和解，宜养正气。同上。

一男子先发寒热，次日头面俱肿，又二日口禁，汤水不入，诊之脉洪数而有力，此表里俱实也。又咽喉妨碍，汤药难下，先用针刺咽间，去恶血盅许，牙关稍开，以防风通圣散一剂，徐徐服之。便去三四次，肿上砭去恶血，以金黄散敷之。次日肿势稍退，又以普济消毒饮二剂，面肿渐消，惟两耳下坚肿不退，此必作脓。又以托里散数服，候脓熟而针之，次以十全大补汤，去肉桂加陈皮，十余剂而敛。同上。

泰和二年，先师以进纳监济源税，时四月，时多疫疠。初觉憎寒体重，次传头面肿盛，目不能开，上喘，咽喉不利，舌干口燥，俗云大头天行，亲戚不相访问，如染之多不救。张县丞侄，亦得此病，至五六日，医以承气加蓝根下之，稍缓。翌日其病如故，下之又缓，终莫能愈，渐至危笃。或曰：李明之存心于医，可请治之，遂命诊视，具说其由。先师曰：夫身半以上，天之气也；身半以下，地之气也。此邪热客于心肺之间，上攻头目，而为肿盛。以承气下之，泻胃中之实热，是诛罚无过，殊不知适其所至为故，遂处方。云云。为细末，半用汤调，时时服之，半蜜为丸，噙化之，服尽良愈。因叹曰：往者不可追，来者犹可及，凡他所有病者，皆书方以贻之，全活甚众。时人皆曰：此方天人所制，遂刊于石，以传永久。

普济消毒饮子

黄芩　黄连各半两　人参三钱　橘红去白　玄参　生甘草各二钱　连翘　黍粘子　板蓝根　马勃各一钱　白僵蚕炒，七分　升麻七分　柴胡二钱　桔梗二钱

上件，为细末，服饵如前法，或加防风、薄荷、川芎、当归身。咀如麻豆大，每服秤五钱，水二盏，煎至一盏。去滓，稍热，时时服之。食后，如大便硬，加酒煨大黄一钱，或二钱，以利之，肿势甚者，宜砭刺之。《东垣试效方》

曾见患大头瘟者，头面肿甚，目不能开，憎寒壮热，头痛烦躁，渴欲饮冷。依法用普济消毒饮，解其表而清其里，外用瓜蒂散嗃鼻，取出黄水，以泻髓脏热毒，则头痛自止，再服前药数剂而安。舒氏。

〇**漏芦汤**，治脏腑积热，发为肿毒，时疫疙瘩，头面洪肿，咽嗌堵塞，水药不下，一切危恶疫疠。若肿热甚，加芒硝，快利为度，利已去硝。

漏芦　升麻　大黄　黄芩各一两　蓝叶　玄参各二两

上六味，为粗末，每服四钱，水一盏半。煎至六分，去渣温服。肿热甚，加芒硝二钱半。《端效方》〇《宝鉴》同。〇按：此本《圣惠》治热病毒气，攻皮肤生疮。漏芦散，今去木通、犀角、栀子、甘草，加大黄、黄芩。

消毒散，消疙瘩肿毒，洛州张孔目方。

大黄　牙硝　青黛等份

上为细末，水调，鹅翎扫，立消。《端效》

四神散，大名王国祥方。

川大黄　寒水石各一两　牛蒡子　芒硝各半两

上为细末，新水调，涂肿上，咽喉肿塞，生蜜调，时时含化咽津，妙。《端效》

通气散，治时气头面赤肿，或咽喉闭塞不通，用之取嚏喷，七八遍，泄出其毒则瘥。

玄胡一两五钱　猪牙皂角　川芎各一两　藜芦五钱　踯躅花二钱五分，《正宗》作"羊踯躅花"

上为细末，每用纸捻子，蘸一米许，纴于鼻中，取嚏取效。《精义》

荆防败毒散，治时毒初起，头眩恶寒，腮项肿痛，脉浮者服之。

即败毒散，加荆芥、防风。《正宗》

《蕴要》更加牛蒡子。若内热，加酒炒黄芩一钱。热盛，更加酒炒黄连。

五利大黄汤，治时毒焮肿赤痛，烦渴便秘，脉实有力者服之。

大黄煨　黄芩　升麻各二钱　芒硝　栀子各一钱二分

水二盅，煎八分，空心服，未利者，渣再煎。《正宗》○按：此即《千金》五利汤。

连翘消毒饮，治时毒，表里二证俱罢，余肿不消，疼痛不退者。

连翘　川芎　当归　赤芍药　牛蒡子　薄荷　黄芩　天花粉　甘草　枳壳　桔梗各一钱　升麻五分

水二盅，煎八分，食后服。便燥者，加酒炒大黄。《正宗》○按：《蕴要》发颐门方，与此稍异，云：未消，加穿山甲。

防风通圣散，治时毒，恶寒发热，烦躁口干，表里脉症俱实者。

防风　白芍　薄荷　川芎　桔梗　山栀　黄芩　白术　当归　连翘　荆芥　麻黄　滑石　石膏各一钱　甘草五分　芒硝一钱五分　大黄酒炒，二钱

水二盅，煎八分，空心温服。《正宗》此本河间方。

牛蒡芩连汤，治积热在上，头项肿起，或面肿，多从耳根上起，俗曰大头瘟。

黄芩酒炒，二钱　黄连酒炒，一钱半　桔梗一钱半　连翘　牛蒡子微炒　玄参各一钱　大黄　荆芥　防风　羌活　石膏各一钱半　甘草一钱

上锉一剂，生姜一片，水煎，食后细细呷温服。每一盏，做二十次服，常令药在上，勿令饮食在后也。《回春》○按：此本《六书》芩连消毒汤，今去柴胡、枳

壳、射干、白芷，加玄参、石膏。

托里消毒散，治时毒，表里俱解，肿尚不退，欲其作脓者服之。《正宗》

十全大补汤，治时毒溃后，脓水清稀，形容消瘦，脾胃虚弱，饮食减少，虚热不睡，自汗盗汗，及不收敛者服之。《正宗》

卷十二

妇　儿

妇人伤寒总说

古人治病，先论其所主，男子调其气，妇人调其血。虽然，妇人伤寒，与男子治法不同，男子先调气，妇人先调血，此大略之词耳。要之，脉紧无汗，名伤寒；脉缓有汗，为伤风。热病，脉洪大；中暑，脉细弱，其证一也。假如中暍用白虎，胃实用承气，岂必调血而后行汤耶！仲景《伤寒论》，所以不分妇人，良亦以此，学者皆可随病于男子药证中，以意选用也。《活人》

夫妇人女子伤寒，六经传变，《治例》皆与男子同法。惟经水适来适断，热入血室，与夫胎前产后，崩漏带下，则治有殊别也。《蕴要》

热入血室当参“产后”

热陷血室之证，多有谵语如狂之象，与阳明胃热相似，此种病机，最须辨别。血结者，身体必重，非若阳明之轻便者，何以故耶？阴主重浊，络脉被阻，身之侧旁气痹，连及胸背，皆拘束不遂。故去邪通络，正合其病，往往延久上逆，心胞胸中痛，即陶氏血结胸也。《温热论》〇按：血结胸，本出《活人》。

干姜柴胡汤，治妇人伤寒，经水方来初断，寒热如疟，狂言见鬼者。

柴胡四两，去芦　栝楼根二两　桂枝一两半　牡蛎一两，熬　干姜一两，炮　甘草炙，一两

上锉如麻豆大，每服四钱，水一盏半。煎至七分，去滓温服。初服微烦，再服汗出而愈。《活人》〇按：黄芩，遵柴胡桂姜汤加用，为是。

治妇人室女，伤寒发热，或发寒热，经水适来或适断，昼则明了，夜则

谵语，如见鬼状。亦治产后恶露方来，忽尔断绝，**小柴胡加地黄汤**。

柴胡一两一分，去苗，净洗　人参去芦　半夏汤洗，七次　黄芩去皮　甘草炙　生干地黄各半两

上粗末，每用五钱，水二盏，生姜五片，枣二个，同煎至八分，去滓温服。《本事》

《云岐子保命》产后往来寒热，而脉弦者，少阳也。小柴胡加生地黄汤，于本方更加栀子、枳壳。

辛亥中寓毗陵，学官王仲礼，其妹病伤寒，发寒热，遇夜则如有鬼物所凭，六七日忽昏塞，涎响如引锯，牙关紧急，瞑目不知人，疾势极危，召予视。予曰：得病之初，曾值月经来否？其家云：月经方来，病作而经遂止。得一二日，发寒热，昼虽静，夜则有鬼祟，从昨日来，涎生不省人事。予曰：此热入血室证也。仲景云：妇人中风，发热恶塞，经水适来，昼则明了，暮则谵语，如见鬼状，发作有时，此名热入血室。医者不识，以刚剂投之，遂致胸膈不利，涎潮上脘，喘急息高，昏冒不知人，当先化其涎，后除其热。予急以一呷散投之，两时顷涎下，得睡，省人事。次授以小柴胡加地黄汤，三服而热除，不汗而自解矣。《本事》一呷散，用天南星一味，为细末服。

又记一妇人，患热入血室证，医者不识，用补血调气药，涵养数日，遂成血结胸，或劝用前药。予曰：小柴胡用已迟，不可行也，无已。则有一焉，刺期门穴，斯可矣。予不能针，请善针者治之，如言而愈。或者问曰：热入血室，何为而为结胸也？予曰：邪气传入经络，与正气相搏，上下流行。或遇经水适来适断，邪气乘虚，而入血室。血为邪迫，上入肝经，肝受邪，则谵语而见鬼，复入膻中，则血结于胸也。何以言之也？妇人平居，水当养于木，血当养于肝也。方未受孕，则下行之以为月；既妊娠，则中蓄之以养苔；及已产，则上壅之以为乳，皆血也。今邪逐血，并归肝经，聚于膻中，结于乳下。故手触之则痛，非汤剂可及，故当刺期门也。同上。

张太学璇浦内人，患热入血室，发狂欲杀人，白下医以伤寒治之，煎药未服。陈锡玄邀仲淳往诊，仲淳云：误矣。覆其药，投一剂而安。先与童便，继与凉血行血，安心神药，遂定。《广笔记》

妊娠伤寒

妊妇伤寒，仲景无治法，非无治法也，以其有岐伯有故无损，可犯衰

其大半一条，更不必云谓纷纷也，岂可云仲景无治法，不言妇人妊娠之的方也，仲景一书，妇人小儿兼之矣。《元戎》

孕妇时疫，设应用三承气汤，须随证施治，切不可过虑，慎毋惑于参术安胎之说。病家见用承气，先自惊疑，或更左右嘈杂，必致医者掣肘，为子母大不祥。若应下之证，反用补剂，邪火壅郁，热毒愈炽，胎愈不安，耗气搏血，胞胎何赖？是以古人有悬钟之喻，梁腐而钟未有不落者，惟用承气，逐去其邪，火毒消散，炎熇顿为清凉，气回而苔自固，用当此证候，反见大黄，为安胎之圣药，历治历当，子母俱安。若腹痛若锥，腰痛如折，此时未堕欲堕之候，服药亦无及矣。虽投承气，但可愈疾而全母，昧者以为胎堕，必反咎于医也。或诘余曰：孕妇而投承气，设邪未逐，先损其胎，当如之何？余曰：结粪瘀热，肠胃间事也。胎附于脊，肠胃之外，子宫内事也。药先到胃，瘀热始通，胎气便得舒养，是以兴利除害，于顷刻之间，何虑之有！但毒药治病，衰去七八，余邪自愈，慎勿过剂耳。凡孕妇时疫，万一有四损者，不可正治，当从其损而调之。产后同法，非其损而误补，必死。《温疫论》

吴又可云：大黄为安胎之圣药，是专为里证应下者言之。若邪尚在表者，当速散其表邪，毋使内陷，为上乘也。《说疫》

凡胎前疫证与伤寒阳明腑证，内实便秘，须急通大便，方不损胎。若大便自利者，真气下泄，胎必难保。惟大小便如常，知里无热，则不伤胎气。《医通》

成州团练使张锐字子刚，以医知名，居于郑州。政和中蔡鲁公之孙妇有娠，及期而病，国医皆以为阳证伤寒，惧胎之堕，不敢投凉剂。鲁公密邀锐视之，锐曰：儿之一作处胎，十月将生矣，何药之败？即以常法与药，且使倍服之，半日而儿，生病亦失去。明日，妇人一作大泄而喉闭不入食，众医复指言其疵，且曰：二疾如冰炭，又产蓐甫近，虽扁鹊复出，无活理也。锐曰：无庸忧，将使即日愈。乃入室，取药数十粒使吞之，咽喉即通，下泄亦止。逮满月，鲁公开宴，自诸子诸孙及女妇孙婿，合六十人，请锐为客，公亲酌酒为寿曰：君之术通神，吾不敢知，敢问一药而治二疾，何也？锐说：此亦无所载一作锐曰，此于经无所载，特以意处之，向者所用，乃附子理中丸，裹以紫雪尔。方喉闭不通，非至寒药不为用，既已下咽，则消释无余。其得至腹中者，附子力也，故一服而两疾愈。公大加叹异，尽敛席上金匕箸遗之。《医说》引《夷坚志》。

妊娠伤寒，倘见腰腹痛，必堕无疑，须预言之，药无及矣。若其脉数疾无伦，喘胀呕逆，腹中重坠，不能转侧。当脐久按觉冷，或有瘀垢下行，但看舌色，及爪甲青色，其胎已死也。急宜平胃散，煎成调芒硝半两许下之。虚极不胜药力者，加人参两许驾驭之，若并唇面青黑，而呕哕不止，口中有秽气者，子母俱死，切勿用药。《绪论》

热病胎死腹中者，何？答曰：因母患热病，至六七日以后，脏腑极热，熏煮其胎，是以致死。缘儿身死，冷不能自出，但服黑神散暖其胎，须臾胎气暖即自出。何以知其胎之已死，但看产妇舌色青者，是其候也。《产育宝庆方》

黑神散

桂心　当归　芍药　甘草炙　生干地黄　干姜炮，各一两　黑豆炒，去皮，二两　附子炮，去皮、脐，半两

上为末，每服二钱，空心温酒调下。一方，无附子，有蒲黄。《宝庆方》

罩胎散，治妊娠伤寒，大热闷乱燥渴，恐伤胎脏。

卷荷叶嫩者，焙干，一两　蚌粉花半两

上为末，每服二钱，入蜜少许，新汲水调下，食前服。《三因方》

〇治妊娠遭时疾，令子不落方。

取灶中黄土，水和涂脐，干腹涂之。

一方，酒和涂，方五寸，又泔清和涂之，并佳。《千金》〇按：此法似迂，然尝见一老医，屡试得效。

产后伤寒

王子亨曰：妇人新产，去血过多，津液燥少，阴阳俱虚。大凡有疾，如中风伤寒时气之类，虽当发汗，如麻黄谨不可用，取汗毋劳过多，以意斟酌。《妇人良方》

凡新产后患伤寒，不可轻易而发汗也，盖有产时伤力发热，去血过多发热，恶露不去发热，三日蒸乳发热。或有早起动劳，饮食停滞，一皆发热，状类伤寒，要在仔细详辨，切不可辄便发汗。大抵产后，失血空虚，若汗之则变筋惕肉瞤，或郁冒昏迷而不省，或风搐搦而不定，或大便秘涩而难去。其害非轻，要在审察而已。《蕴要》〇按：《妇人良方》云：产后发热，头痛身疼，不可便作感冒治之，多是血虚，或败血作梗。

夫产后久病之人，不可大发表大攻里，发表则重虚其阳，攻里则重虚其阴，以致虚虚，令人夭亡。产后久病，固不宜大汗大下，设病势危笃，又当

从权，不可拘执，此活法也。然则产后及久病之人，若感寒邪，以此气血大虚之证，恶可一概作正伤寒治乎。《五法》

新产感冒发热，大有危候，然有产时伤力，或去血过多，或恶露不行，或早起劳动，或饮食停滞，及蒸乳。一切发热，不可误认外感，妄施汗剂，以其气血大亏，百病乘虚而入，即使更受风寒，亦宜调理气血为主。其脉以小弱滑利为吉，紧实坚大为逆，数大散漫亦危，更须问恶露行与不行，小腹痛与不痛，若痛者，以行气导血为先。《绪论》

产后之法，按方书谓，慎用苦寒药，恐伤其已亡之阴也。然亦要辨其邪，能从上中解者，稍从证用之，亦无妨也。不过勿犯下焦，且属虚体，当如虚怯人病邪而治，总之毋犯实实虚虚之禁。况产后当血气沸腾之候，最多空窦，邪势必乘虚内陷，虚处受邪，为难治也。《温热论》

黄龙汤，治胎前产后寒热。

小柴胡，去半夏，加芍药是也。《元戎》○按：小柴胡名黄龙汤，本出《千金》。《活人》去半夏。

治产后恶露方下，忽尔断绝，昼日明了，暮则谵语，寒热往来，如见鬼状。此由为热入血室，不即治之，诸变不测。宜服柴胡地黄汤、四物汤加北柴胡。《妇人良方》

凡产后暴病，禁犯不可拘也，如产后热入血室者，桃仁承气、抵当汤之类是也。胃坚燥者，大承气不可以泄药言之。产后，世人多用乌金四物。是不知四时之寒热，不明血气之虚与实，盲然一概用药，如此而愈加增剧，是医人杀之耳。《保命集》

伤寒产后恶露，为热搏不下，烦闷胀喘，狂言者，抵当汤及桃仁承气汤主之。《总病》

治伤寒小产，恶露不行，腹胀烦闷欲死，**大黄桃仁汤**。

朴硝、大黄二味等份，末之，每一钱，或二钱。桃仁去双仁皮尖碎之，浓煎汤调下，以通为度，日三服。《总病》

凡伤寒小产，夏月宜少用醋炭，多有烦闷运死者，伤寒产后恶血冲心，闷乱口干，生姜当讹小便饮子。生地黄汁、藕汁、小便各一盏，和匀，煎三两沸，温热，分作三服。《总病》

胡茂林子妇，魏仲彬妹也，新产二日，恶露不行，脐腹痛，头疼身寒热。当隆冬时，众医皆以为感寒，温以姜附，益大热，手足搐搦，语谵目撺。仲彬因邀生往诊，脉弦而洪数，面赤目闭，语喃喃不可辨，舌黑如炲，燥无津润，胸腹按之不胜手，盖燥剂搏激，血内热而风生，血蓄而为痛也。生曰：此产后热入血室，因而生风。即先为清热降火，治风凉血，两服颇爽。继以琥珀牛黄等，稍解人事，后以张从正三和散，行血破瘀，三四服，恶露大下如初时，产已十日矣，于是诸证悉平。《医史·撄宁生传》〇按：张从正三和散，无考，或是三和汤，方以四物汤、凉膈散、调胃，各中停，水煎服，月水不来用。出《三法六门》《治法杂论》。

萧熙宇乃媳，产后患伤寒，发热头疼。本族医者，用参芪归术芍附姜桂治之，一贴而病剧热甚，眼直视瘈疭，口吐沫。予诊其脉极数，一息十余至，乃寒邪在中，骤用参芪术附，以实其邪，故变证若此。夫附子号将军，乃回阳物也，岂可常用！今医者不察脉证，凡遇产后，每用附子，害人多矣。而受害者卒不怨，亦谓产后虚极宜用，不知产后血虚，其火易炎，再以附子益之，则阴血愈烁，为祸不轻，故必阳虚寒厥，及阴阳俱虚，方可酌用，不则为妄施耳。予与四神汤炒黑干姜、肉桂、芎、归。服一剂，而证退脉敛，两剂全愈。《程氏医彀》

小儿伤寒

夫小儿未能冒涉霜雪，乃不病伤寒也。大人解脱之久，伤于寒冷，则不论耳。然天行非节之气，其亦得之，有时行疾疫之年，小儿出腹，便患斑者也，治其时行节度，故如大人法，但用药分剂小异，药小冷耳。《千金》

小儿伤寒，与大人法度则同。恶风恶寒者，必偎人藏身，引衣密隐，是为表证，可微取其汗也。恶热内实者，必出头露面，扬手掷足，烦渴燥粪，掀衣气粗，是为里证，可略与疏利也。至若头额冷，手足凉，口中冷气，面色黯淡，大便泻青，此则阴病里虚，当以温药，救其里也。举是三者，汗下温之法，可以类推矣。亦视其小便，或赤或白，可以知里热之有无，或清或浊，可以知里热之轻重。其证某方，皆无越张朱格例，特不过小小分剂，而中病则止也。不然，《幼幼新书》骈集小儿伤寒虽略举巢源一二，而终篇以《活人书》为法，果何意哉！《总括》节录。

夫小儿伤寒，六经《治例》皆同，但有胎热、惊热、血热、客热、寒热、潮热、痰热、食热、变蒸发热、痘疹发热、伤风发热。一皆发作，状似伤寒，要在明辨之也。《蕴要》

凡小儿感冒风寒，疟痢等证，人所易知，一染时疫，人所难窥，所以担误者良多，何也？盖由幼科，专于痘疹吐泻惊疳，并诸杂证，在伤寒时疫甚略之，一也。古人称幼科为哑科，不能尽罄所苦以告师，师又安能悉乎问切之义。所以但知其身热，不知其头疼身痛也，但知不思乳食，心胸膨胀，疑其内伤乳食，安知其疫邪传胃也。但见呕吐恶心，口渴下利，以小儿吐泻为常事，又安知其协热下利也！凡此何暇致思为时疫，二也。小儿神气娇怯，筋骨柔脆，一染时疫，延挨失治，即便二目上吊，不时惊搐，肢体发痉，十指钩曲，甚则角弓反张，必延幼科，正合渠平日学习见闻之证。是多误认为慢惊风，遂投抱龙丸、安神丸，竭尽惊风之剂，转治转剧，因见不啼不语，又将神门眉心乱灸。艾火虽微，内攻甚急，两阳相搏，如火加油，红炉添炭，死者不可胜记，深为痛悯。今凡遇疫毒流行，大人可染，小儿岂独不可染耶。但所受之邪则一，因其气血筋骨柔脆，故所现之证为异耳。务宜求邪以治，故用药与大人仿佛。凡五六岁以上者，药当减半，二三岁往来者，四分之一，可也。又肠胃柔脆少有差误，为祸更速，临证尤宜加慎。《温疫论》

芍药四物解肌汤，治少小伤寒方。

芍药　黄芩　升麻　葛根各半两

上四味，以水三升，煮取九合，去滓分服。期岁以上，分三服。《千金》

惺惺散，治伤寒时气，风热痰壅咳嗽，及气不和。

桔梗　细辛　人参　甘草　白茯苓　白术　瓜蒌根各等份

上为末，每服二钱，水一盏，入薄荷五叶。煎至七分，温服，不拘时。如要和气，入生姜五片同煎。一方，有防风、川芎，各减半。《方诀外编》。《活人》有川芎。云：凡小儿发热，不问伤风风热，先与此散数服，往往辄愈。

小儿伤寒，始因壮热不除，被汤丸下后，其项强眼翻，弄舌搐搦，如发痫状，久则哽气，啼声不出。医以为惊风，屡服朱砂、水银、牛黄、汞粉、巴类疑巴豆、竹沥之类，药皆无效，此由误下后，毒气结在心胸，内热生涎，裹诸药不能宣行所致也。

荡涎散

粉霜一钱　腻粉一匣　芫花一分

细末，暖浆水调下，一岁半钱，病热大者，再服。白色著底者，粉霜也，宜尽唯之。“唯”字，疑。良久得睡，取下黑黄涎，裹包丹砂之类，皆成颗块，啼声便出，立安。《总病》

小儿结胸，亦如前状，但啼声出，医亦多作惊风治之。其脉浮滑，试以

指按心下，则痛而啼。宜半夏黄连栝楼汤斟酌服，当下黄涎便瘥。《总病》

小儿伤寒里不解，发惊妄语，狂躁潮热，**钩藤大黄汤**。

钩藤皮　当归　甘草炙　芍药各半两　大黄三分

粗末，每三钱，水一盏煎六分。温温服，以利为度。《总病》

杂　　载

灸　　艾

大抵不可刺者，宜灸之。一则沉寒病冷，二则无脉，知阳绝也，三则腹皮急，而阳陷也。舍此三者，余皆不可灸，盖恐致逆也。若表见寒证，身汗出，身常清，数栗而寒，不渴，欲覆厚衣，常恶寒，手足厥，皮肤干枯，其脉必沉细而迟。但有一二证，皆宜灸之，阳气下陷故也。若身热恶热，时见躁作，或面赤面黄，咽干嗌干口干，舌上黄赤，渴，咽嗌痛，皆热在外也。但有一二证，皆不宜灸，其脉必浮数，或但数而不浮，不可灸，灸之灾害立至。若有鼻不闻香臭，鼻流清涕，眼睑时痒，或欠或嚏，恶寒，其脉必沉，是脉证相应也。或轻手得弦紧脉者，是阴伏其阳也，虽面赤宜灸之，不可拘于面赤而禁之也。《玉机》

渴与水法当参“诊察”渴条

凡病非大渴，不可与冷水。若小渴口咽干，小小呷滋润之。若大渴烦躁甚，能饮一斗者，与五升。能饮一升者，与半升，若乃不与，则干燥无由作汗。烦喘而死者，多矣，但勿令足意饮也。若大汗将来，躁渴甚者，但足意饮之，勿疑。常人见因渴饮水而得汗，见小渴遂强与之，致停饮心下满结，喘而死者，亦多矣。其有热脉数，尚可作汗而解者，出于天幸也。《总病》○按：此本于《伤寒例》《十劝》云：病人纵饮，由是为呕、为喘、为咳逆、为下利、为肿、为悸、为水结、为小便不利者，多矣。

大抵与水，当察病人大小壮怯，邪热之轻重多少与之。若人壮热盛者，必多与之，人怯热少者，必少与之。要在得中而已，或从不及，不可太过也。若水多热少，不能渗化，则停蓄为害多矣。此所以前病未除，新病更起，可不谨哉！凡与水，须新汲井水以满碗与之，热多能饮者，一半而止，热少者，只可与三四口而止也。少顷，又欲饮水，少少再与之，如碗内水少则不凉，须满碗则凉气重也。○按：又云新汲井水，味甜而凉者，最佳，须以大碗满盛之则凉。若饮少者，三五口而止，能饮者，半碗而止。少待半时或一时，而口又渴欲饮者，须仍前新汲与之。盖频与水不妨，但不宜一饮而吐也。

凡饮水后，必令人摩揉心下，则不得停蓄也。〇按：此语，本于《儒门事亲》。凡热病热甚，大便实者，以玄明粉一二钱，加入水中饮之，最效。凡中暑烦渴者，加辰砂天水散，调入水中，尤妙。如虚人烦渴，不可饮水者，以灯心煎汤，水中浸冷与之亦可。凡口渴，细茶汤、白梅汤、绿豆汤、清米汤，皆可饮之。若胃弱者，以炒黄米汤饮之。凡口渴者，香水梨、雪梨、嫩藕、凉西瓜，皆可少少用之。橘子须去囊，但吮其浆，则可也。凡用冰，须用凉水洗过一二遍，乃可用之，若不洗去盐味，其咸反作渴也。若腊水雪，最解烦渴矣。凡井华水，一夜不曾动，至天明初取者是也，可解烦渴用之也。《蕴要》

烦渴思饮，酌量与之。若引饮过多，自觉水停心下，名停饮，宜四苓散，最妙。如不欲冷，当易百滚汤与之，乃至不思饮，则知胃和矣。《温疫论》〇按：四苓散，系去泽泻，加陈皮者。饮水一证，本以内热极，而阳毒甚者，最其相宜，若似乎止宜实邪，不宜于虚邪也，而不知虚证亦有不同，如阳虚无火者，其不宜水，元待言也。其有阴虚火盛者，无气既弱，精血又枯，多见舌裂唇焦，大渴喜冷，三焦如焚，二便闭结等证。使非藉天一之精，何以济燃眉之急，故先宜以冰水解其标，而继以甘温培其本，水药兼进，无不可也。其有内真寒外假热，阴盛格阳等证，察其元气，则非用甘温，必不足以挽回。察其喉舌，则些微辛热，又不可以近口。有如是者，则但将甘温大补之剂，或单用人参，煎成汤液，用水浸，极冷而饮之。此以假冷之药，解上焦之假热，而真温之性，复下焦之真阳，是非用水，而实亦用水之意。余用此活人多矣，诚妙之甚者也。惟是假热之证，则证虽热，而脉则微，口虽渴，而便则不闭者，此而欲水，必不可与。若误犯之，则其败泄元阳，为害不小，有不可不慎也。《景岳》〇按：《蕴要》论附子汤冷服，既出厥阴病中。

饮　食

夫病之新瘥后，但得食糜粥，宁少食乃饥，慎勿饱，不得他有所食，虽思之勿与。引日转久，可渐食羊肉糜若羹，慎不可食猪狗等肉。巢源当参食复。

凡新瘥后，只宜先进白稀粥汤，次进浓者，又次进糜粥，亦须少少与之。常令不足则可，不可尽意过食之也，其诸般肉食等物，皆不可食之。《蕴要》

凡病新瘥，自宜先用陈仓米少许，煎汤少饮。俟其无恙，渐次增浓，胃气渐旺，谷食渐增，至胃气复旧，然后少进肉味，撙节爱养，自无复证。若不遵法度，余热未除，元气未复，饮食骤进，腥膻杂沓，未有不复热者。《溯源集》

时疫有首尾能食者，此邪不传胃，切不可绝其饮食，但不宜过食耳。有愈后数日，微渴微热，不思食者。此微邪在胃，正气虚弱，强与之即为食复，有下后一日便思食，食之有味，当与之。先与米饮一小杯，加至茶瓯，渐进稀粥，不可尽意，饥则再与。如忽加吞酸，反觉无味，乃胃气伤也。当停谷一日，胃气复，复思食也，仍如渐进法。有愈后十数日，脉静身凉，表里俱和，但不思食者。此中气不苏，当与粥饮迎之，得谷后即思食觉饥。久而不思食者，一法，以人参一钱煎汤与之，少唤胃气，忽觉思食，余勿服。《温疫论》

凡人胃气强盛，可饥可饱，若久病之后，胃气薄弱，最难调理。盖胃体如灶，胃气如火，谷食如薪，合水谷之精微，升散为血脉者如焰，其糟粕下转为粪者如炉，是以灶大则薪多火盛，薪断而余焰犹存。虽薪从续，而火亦燃，若些小铛锅，正宜薪数茎，稍多则壅灭，稍断则火绝，死灰而求复燃，不亦难乎。若夫大病之后，盖客邪新去，胃口方开，几微之气，所以多与早与迟与，皆不可也。宜先与粥饮，次糊饮，次糜粥，次要饮食，尤当循序渐进，毋先后其时。当设炉火，昼夜勿令断绝，以备不时之用。思谷即与，稍缓则胃饥如灼，再缓则胃气伤，反不思食矣。既不思食，若照前与之，虽食而弗化，弗化则伤之又伤。不为食复者，当如初进法，若更多与，及粘硬之物，胃气壅甚，必胀满难支。若气绝谷存，乃致反复颠倒，形神俱脱而死矣。同上。

伤寒初病起，不可恣意饮酒，盖酒乃大热之物，能熏蒸脏腑，助火发病，谨当戒守。《明条》

伤寒得汗后，不得饮酒，饮之者，杀人难救。《琐碎录》

吴介臣伤寒，余热未尽，曲池壅肿，不溃不消，日发寒热，疡医禁止饮食两月余，日服清火消毒药，上气形脱，倚息不得卧。渴饮开水一二口，则腹胀满急，大便燥结不通。两月中用蜜导四五次，所去甚艰，势大濒危。邀石顽诊之，其脉初按绷急，按之绝无，此中气逮尽之兆，岂能复胜药力耶！乃令续进稀糜，榻前以鸭煮之，香气透达，徐以汁啜之，是夕大便去结粪甚多，喘胀顿止，饮食渐进，数日后肿亦渐消。此际虽可进保元独参之类，力不能支，仅惟谷肉调理而安。近松陵一人，过饵消导，胃气告匮，闻谷气则欲呕，亦用上法，不药而痊。《医通》〇此按：无类可附，姑录于此。

调养总略

病人禁忌，不可不知。昔有人，春月病瘟，三日之内，以驴车载百余里，比及下车，昏瞀不知人，数日而殂。又有人饮酒过伤，内外感邪，头痛身热，状如伤寒。三四日间，以马驮还家，六七十里到家，百骨节皆痛，昏愦而死。此余亲睹，若此之类，不容更述。假如瘟病伤寒，热病中暑，冒风伤酒，慎勿车载马驮，摇撼顿挫，大忌。夫动者火之化，静者水之化也，静为阴，动为阳，阳为热，阴为寒，病已内扰，又复外扰，是为至扰，奈人之神，讵能当之。故远行得疾者，宜舟行床抬，无使外扰，故病不致增剧。凡有此者，宜清房凉榻，使不受客热之邪，明窗皓室，使易见斑出黄生之变。病者喜食凉则从其凉，喜食温则从其温，清之而勿扰，休之而勿劳。《事亲》〇按：原文稍系，当考。

瘟疫愈后，调养之方，往往不讲，而抑知此乃后一段工夫，所关甚巨也。即如过饱者，曰食复；恼怒者，曰气复；疲于筋力者，曰劳复；伤于色欲者，曰女劳复。载在经书，世皆知之。尚有时而触犯，此外人所最易忽者，犹有三焉，不在诸复之条者也。虽已愈多日，而气血苟不充足，犯之随有酿成终身之患者焉。一曰淫欲，凡人房事，必撮周身之精华，以泄气血，未充七日，未能来复。欲事频数，势必积损成劳，尫羸损寿。一曰劳顿，或远行，或作苦，疲弊筋力。当时不觉，将来肢体解㑊，未老先衰，其苦有莫可名言者。一曰忍饥，愈后凡有觉饥，必得稍食，万毋强耐。过时反不欲食，强食亦不能化，是饥时既伤于前，强食又伤于后，中州败而肺金损，则劳嗽脾胃之病成矣。三者人多忽之，故不可不谨。《说疫》

索　引

（按笔画排列）

五画

六画

七画

八画

九画

十画

十一画

十二画

十三画

十四画

十五画